歯牙破折の分類・診査・診断・マネージメント

世界の標準的なガイドラインと歯内療法専門医の臨床から学ぶ

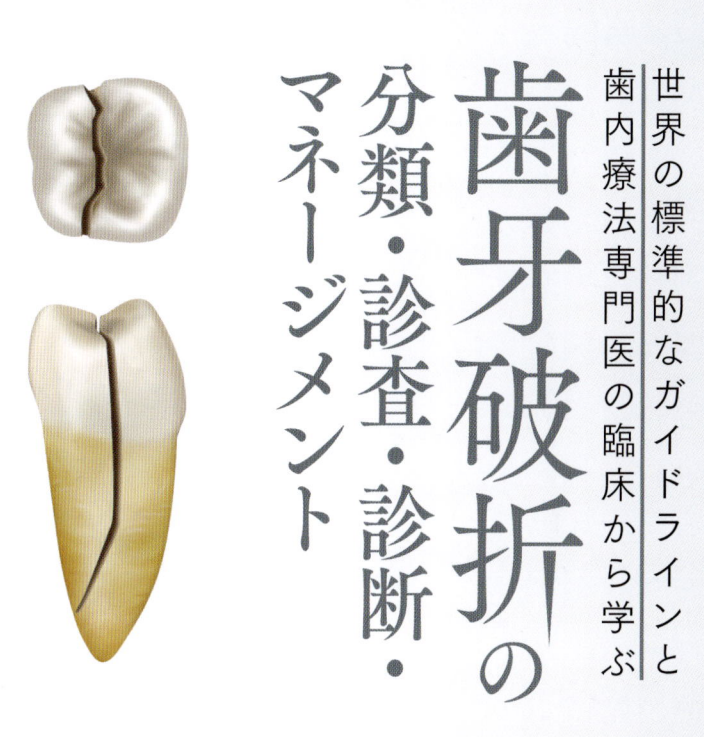

監修・著 石井 宏
著 尾上正治
　 清水花織
　 李 光純

序文

　歯牙破折には様々なタイプがあり、それらは発生部位や範囲、方向等の違いからいくつかに分類される。各分類において最適な治療法や予後の見通しが大きく異なることが知られており、診断の間違いは適切でない治療法の選択につながり、結果としてその破折歯牙の寿命に直接影響を及ぼす事になる。そのような事から本書においてはまず歯牙破折の分類を明確化し、それぞれのカテゴリーにおいて、診査・診断・治療について説明を深めていく。

　本書全体としては4章編成とする。まず第1章では世界の標準的なガイドラインと日本の現状を比較した場合に、日本独特の考えやアプローチが存在するのでその事について触れてみる。第2章、第3章では歯牙破折を大別する「垂直性歯牙破折」と「水平性歯牙破折」を取り上げる。垂直性歯牙破折については、臨床的な意思決定の基準を与えてくれる米国歯内療法学会におけるガイドラインに基づいた診査、診断、治療法を紹介する。水平性歯牙破折についてはほとんどの場合外傷に伴って発生するので、通常、口腔顔面の「外傷学」の中で取り扱われる。しかしながら本誌においては歯に関わる破折を広く網羅するという観点から、外傷学の一部であるこのパートを取り扱う事とした。最後に第4章では、実際に破折歯牙に遭遇した時の対応をイメージしていただくために、多くの症例を提示し臨床でのアプローチを見ていただく。本書が先生方の臨床に、少しでもお役に立てば幸いである。

　　　　　　　　　　　　　　　　　　　　　　　　　　　石井　宏

目次

序文　石井　宏

第1章　世界基準のガイドラインと日本の現状を歯内療法学的観点から比較・考察する

- I　**研究と臨床** ... 008
  - 1. 原因解析に関わる研究について
  - 2. 診査に関わる研究について
  - 3. 予防に関わる研究について
  - 4. 治療に関わる研究について
- II　**歯根破折歯の接着・再植術について** ... 013
  - 1. この論文から読み取れる事
  - 2. 接着・再植術を希望する患者への対応

第2章　垂直性歯牙破折

- I　**垂直性歯牙破折とは** ... 020
- II　**垂直性歯牙破折の増加** ... 021
- III　**"クラック"と"破折"について** ... 021
- IV　**垂直性歯牙破折の診査・診断の意義** ... 022
  - 症例1（分離した破折片が視認できた症例）
  - 症例2（破折の疑いで抜歯をすすめられた症例）
- V　**垂直性歯牙破折の分類** ... 024
- VI　**垂直性歯牙破折の分類名** ... 025
  - 1. クレーズライン（Craze Lines）
  - 2. 咬頭破折（Fractured Cusp）
  - 3. クラックトゥース（Cracked Tooth）
  - 4. スプリットトゥース（Split Tooth）
  - 5. 垂直性歯根破折（Vertical Root Fracture）
- VII　**各診査方法** ... 026
  - 1. 歯科的既往
  - 2. 問診
  - 3. 視診
  - 4. 触診
  - 5. 根尖部歯周組織の検査

6. 咬合圧検査
7. 歯髄生活性検査
8. ポケット検査
9. エックス線検査
10. 補綴物の除去
11. 染色
12. 透過光検査
13. 楔力検査
14. バンディング検査
15. 診断的外科処置

Ⅷ **クラックの典型的な兆候と診断における困難性** 037
Ⅸ **垂直性歯牙破折の診断とマネージメント** 038

1. クレーズライン (Craze Lines)
2. 咬頭破折 (Fractured Cusp)
3. クラックトゥース (Cracked Tooth)
4. スプリットトゥース (Split Tooth)
5. 垂直性歯根破折 (Vertical Root Fracture)

第3章 水平性歯牙破折

Ⅰ **概論と分類** 070
Ⅱ **水平性歯牙破折全般の診査ポイント** 071
Ⅲ **各論　病態と治療法** 071

1. (1) 亀裂、エナメル質破折
2. (2)-A エナメル質象牙質破折（露髄を伴わない）
3. (2)-B エナメル質象牙質破折（露髄を伴う）
4. (3) 歯冠歯根破折
5. (4) 歯根破折

第4章 症例集

垂直性歯牙破折 112
水平性歯牙破折 128

参考文献 132
あとがき　石井　宏

世界基準のガイドラインと日本の現状を歯内療法学的観点から比較・考察する

垂直性歯根破折に対する接着を応用した再植術を中心に

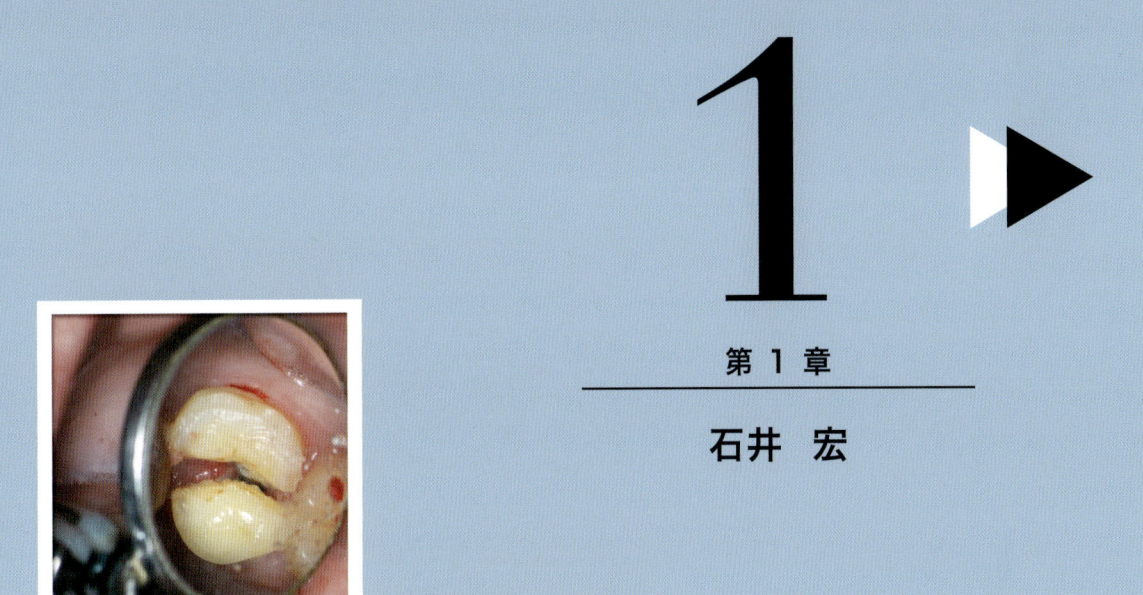

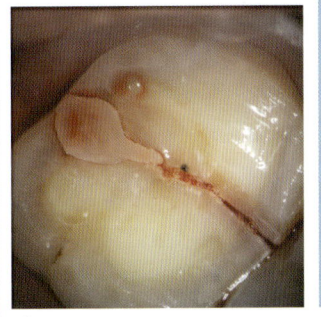

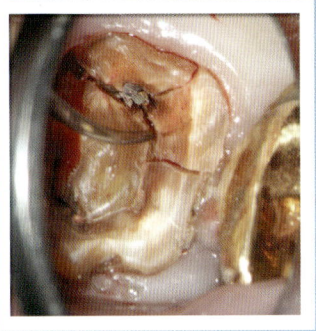

1

第 1 章

石井 宏

平均寿命が80歳を超えた我が国は世界でも有数の長寿国の一つになったといってよい。その事と、う蝕・歯周病に対する予防や治療の質が上がってきたことにより、日本国民が永久天然歯を機能させる期間はそれ以前の時代と比較して相対的に長くなってきている可能性が高い。それらの事象から天然歯を失う原因としては、その破折の割合が相対的に増加傾向にあるかもしれない。また他に類を見ない優れた接着材料であるスーパーボンド（サンメディカル）が開発された国であるという事実も、他国ではほぼ確定的に抜歯や抜根の判断を逸れない垂直性歯根破折に対して、接着・再植術という日本独特の研究や臨床が行われている要因となっているのではと感じる。この事自体は自然な流れであり、将来、予知性のある治療法にまで確立された暁には、患者にとって福音となろう。しかしながら現時点（2014年現在）において、我々臨床医が患者に提供できる選択肢の一つとして確信をもてるほどのエビデンスや良い治療結果が得られているかは疑問の残る所である。良好な結果を示す一部のケースレポートが全てではなく、我々は十分に研究・検証された情報を得て、それを患者に伝えなければならない。そうしなければ患者に過度な期待を持たせ、結果として患者を失望させることにもなりかねない。本章の目的は、現時点での垂直性歯根破折に対する治療の到達点をなるべく客観的に分析する事にあり、決して今まで行われてきた研究や臨床を批判する事が目的ではないのでご理解をいただきたく思う。

I　研究と臨床

　科学研究費の助成を行う財団は多く存在する。ここではその中でも歯牙破折の研究に予算をつけている日本学術振興会や日本歯科医学会の助成事業、歯牙破折を扱う科学雑誌などから研究の動向と臨床との関わりについて、分類・分析し歯内療法学的観点から考察を行う。

1. 原因解析に関わる研究について
　垂直性歯根破折の原因は多因子であると言われている。現在、術者がコントロール可能な要因（咬合力、咬頭傾斜角等の要因は術者がコントロール困難）の中でも、ポスト孔の形成等による歯質削除過多が垂直性歯根破折に大きく関わるという説[1]は、臨床感だけでなく過去の文献からも支持されている。それ以外に歯内療法処置中の根管形成や根管充填によって起こる象牙質のひずみが歯根破折の原因であるという仮説[2]もみられる。

個人的な見解と考察

　根管治療中の象牙質のひずみ(根管の過形成ではなく)は、臨床的インパクトはさほど大きなものではないと感じている。特に根尖部方向から発生する破折については医源的に起こる可能性が高いと言われているが、もしそのひずみが完全垂直性歯根破折を起こす主要な原因であるとするならば、根管治療が行われた歯はもっと高い確率で抜歯に至るような垂直性歯根破折が発生するのではないかと推察されるからである。8020財団によって平成17年度に報告された「永久歯の抜歯原因調査」によると、破折が原因で抜歯になった歯は、抜歯された歯全体の11％程度であるとの報告がある。もし根管治療された歯のほとんどが、最終的に歯根破折という転帰にいたるのであればこの割合はもっと大きくなるはずである。もちろんその事が多少の影響を与えている可能性は高いが、中心的な原因であるとは考えにくい。

　近年のNi-Tiロータリーファイルの普及に伴い、根管形成時におけるマイクロクラックの発生を調査する文献[3]が散見されることからも、根管治療に伴う象牙質へのひずみは少なからず存在することは確かであろう。しかしながら象牙質のひずみの懸念が、より合理的な治療法を採用する際の足かせになってはならないと思う。それを採用しなかった場合の不利益も同時に考え、比較したうえで、総合的に器具や方法の合理性を論ずるべきである。

2. 診査に関わる研究について

　垂直性歯根破折の確定診断は、類似した症状(限局した深い歯周ポケット、歯根を取り囲むようなエックス線透過像、その他)を示す他疾患(穿孔、エンドペリオ病変)が存在するために、非常に困難であるといわれている。コーンビームCT(CBCT)の出現により、その問題の解決に期待がもたれ多くの研究が発表されている。しかしながら現時点でのCBCT診査の評価は、従来型の根尖部投影法と比べれば病変の発見率は高いものの、確定診断とされる顕微鏡下での視認には及ばない[4]。これは臨床実感とも一致した妥当な見解であろう。術前にCBCT撮影を行い、歯根破折と明確に診断できなかった症例においても、実際に治療を開始すると歯根破折が発見されることが多い。このようなレベルでは、歯根破折の発見を目的にCBCT撮

※1 ALARAの原則：As Low As Reasonably Achievable 国際放射線防護委員会が1977年に示した放射線防護の基本的考え方を示す概念。「すべての被ばくは社会的、経済的要因を考慮に入れながら合理的に達成可能な限り低く抑えるべきである」という基本精神に則り、被ばく線量を制限することを意味している

影を行う事に正当性を持たせる事はできないであろう。CBCT撮影を行ったにもかかわらず、結果として顕微鏡下での精査が必要になれば、余分な被爆をさせ、ALARAの原則[※1]に背く事になるからである。Optical Coherence Tomography（OCT：光干渉断層撮影）による診断の有用性についても検討、期待されている[5]が今後の研究結果を待たなければならない。

3. 予防に関わる研究について

　ここでは、歯内療法処置をこれから行う、もしくは行われた後の築造処置を行う際の歯根破折に対する予防的配慮について考察する（それ以前の生活歯の歯冠修復処置やその後の補綴処置に関しては触れない）。この段階における歯根破折の最大の予防的対策は、根管口付近の象牙質の削除量を可及的に少なくする事である[1]。Ni-Tiファイルが臨床応用されるようになる以前は、手用ステンレススチール（SS）ファイルで根管形成をする際の効率化や、トランスポーテーションへの対策のため、根管口部付近の象牙質をゲーツグリッデン（GG）ドリルやピーソーリーマー等で直線化と称し削除する事により、削除過多になりがちであった。しかし現在ではNi-Tiロータリーファイルを使用する事により、根管の歯冠側1／3は、以前より保存的に根管形成が行われるようになってきている。しかし根管口付近の象牙質を根管治療時にせっかく保存したとしても、その後の築造処置時に選択するポストによっては、ポスト孔を形成する際に便宜的に大量の象牙質を削除する事になり、せっかくの配慮を台無しにしてしまうことになる。そのような観点から築造にポストを併用する場合は、歯質の削除が最も少なくてすむポスト築造の方法を選択するべきである。また別の観点から、積極的に歯根破折の抵抗性を上げるために接着技術を用いた根管充塡材やポスト築造システムが研究されている。歯内療法処置歯に対する臨床的な考慮をまとめると

　　①根管口付近の象牙質の削除を最少にする事
　　②接着技術を用い積極的に破折抵抗性を上げる事

といってよいであろう。特に②についての研究が盛んに行われているので触れていきたい。

　根管充塡材と根管壁象牙質の接着についてはいくつかの製品について検証されているが、現時点で結果の良い報告はあまりない[6]。根管充塡材との接着面積が、臨床で有効性があるといえるほどには至らない事が理由であろう。歯内療法専門医にとって、この根管充塡材の接着は非常に興味のある話題である。それは破折抵抗性を上げるという側面からではなく、細菌漏洩に対する抵抗性という側面からである（歯内療法の主たる目的は根尖性歯周炎の予防と治療である）。一方、ファイバーポ

ストを併用したコンポジットレジン築造と根管象牙質の接着によって破折抵抗性を上げる可能性を示す報告が見られ始めている[7]、[8]、[9]。これは材料と象牙質の弾性係数が近い事と接着による直接的な効果によるものではないかと推察される。歯内療法学的観点からも、ポスト孔形成時の削除量を少なく、若しくはゼロにできる事、根管充填と同時に直接法で築造処置を行えば歯冠側からの漏洩を防げる事、などの理由から現時点ではこの築造法が最も望ましいと考えられている。

4. 治療に関わる研究について

　他の国では、歯根破折の治療についての研究はほとんどない。ケースレポートレベルの報告はごくまれにみられるが、成功率を調べる臨床研究などはまず見当たらない。これは、例え治療が一時的に成功したとしても、予後が極めて不安定である破折した歯根の治療や研究に合理性を感じないからであろう。この項目では、合理性まで含めた上で現在も我が国で行われている治療について考察する。特に我が国独特の治療術式である、接着・再植術に関しては項を別にして検証する。そもそも歯根が破折すると何が問題でどのようなことが起こるのかを調べた病理学的研究論文[10]があるので簡単に紹介する。

The Histopathogenesis of Vertical Root Fractures
Richard E. Walton, DMD, MS, Robert J. Michelich, DDS, and G. Norman Smith, MS, DMD
JOE. Vol. 10, No. 2, February 1984

　垂直性歯根破折により保存困難と診断され、抜歯された歯牙36本の病理切片を作製し破折部と周辺組織の観察を行って破折歯周囲に起こる反応との関連を調べた研究である。この研究から得られたことは以下の4点である。
①ほとんどの破折は、根表面から少なくとも一つの根管の表面まで完全に達していた。いくつかの標本は不完全破折だった。
②破折したスペースには細菌がみられた。時には破折につながる根管や2次的な破折や象牙細管内にも細菌がみられた。
③破折につながる根管には、刺激物質となりうる食物残渣、シーラー、壊死組織、細菌、同定のできない不定形物質がみられた。
④破折線に接する軟組織には炎症がみられた。破折したスペースには軟組織が増殖し、破折線全長に伸びているものもみられた。破折スペース部の露出した象牙質部分にはセメント質様の硬組織が覆う部分もみられた。

　この研究から、破折は隣接する周囲組織を破壊するための細菌やその他の刺激物質の通り道、若しくは生息地になっていることが分かる。そしてその結果として臨床症状を発症させるに至るのである。この研究から分かった事をどのように臨床に応用したら合理的なのであろうか。

個人的な意見と考察

　破折に関わる、臨床で遭遇する頻度の高い状況の一つに、根管治療中に破折線を発見した場合の意思決定がある。北米ではこの時点で治療を中止し患者に抜歯を勧める事が多い。現時点で不完全破折であっても破折は将来伸張していく事が予想され、いつかは完全破折となりWaltonらの論文で示された様な状態になる可能性が高いからである。費用対効果を重要視する北米の患者にはこの判断は合理的である。しかしながら日本人は、北米の患者と比較すると天然歯を保存したい気持ちがやや強いようである。そのような理由から、筆者は抜歯を勧める前にもう1ステップ、診査とインフォームドコンセントの機会を設けている。具体的には、破折線に沿った歯周組織の付着に破壊があるかを浸潤麻酔下でのプロービングによって確認し、その時点で付着の破壊が見られなければ、根管内より超音波チップにて破折線の形成・洗浄を行い、根管治療を継続する選択肢を抜歯の選択肢とあわせて患者に説明している。患者が将来的なリスクを理解した上で治療を進めていく事を選択した場合は、かかりつけ医に連絡を取り、根管充填と同時に接着を用いた支台築造まで行う了解を得る。一方、破折線に沿った歯周組織の破壊がすでに進んでいる場合には、完全歯根破折と診断し、その時点で治療を中止する。患者にはかかりつけ医にて抜歯を行っていただくように勧めている（決断はあくまで患者自身が行う）。理由は、例え同様の処置を行い一時的にプローブが入らない程度に歯周組織の炎症が消退したとしても、破折線の再離開が起こるのに時間はかからず、細菌の再侵入、再増殖によって再度歯周組織の破壊が進行しはじめる可能性が高いと考えているからである（北海道大学病院保存系歯科にて接着治療がなされ、研究に含まれた全231歯の生存率が5年73.6％、10年60.7％、その中で術前に4mm以上のプロービングデプスが認められた141症例の5年生存率は64.6％との報告がある[11]。この論文は後ろ向き調査であり、診査、治療方法、評価者や治療者等のプロトコールが示されておらず、算出されている数字の解釈には注意が必要である。またこの研究では生存率を用いている事から、実際に病変が治癒に至った数はさらに低いことが推察される）。

　また生物学的な理由以外にも、臨床医としての視点で患者利益を考えた場合に、現時点で完全歯根破折の治療を開業医が行う事には反対である。次項にてこの考察を行う事とする。

Ⅱ 歯根破折歯の接着・再植術について

　我が国では垂直性歯根破折に対する臨床と基礎的な研究が、独自の発展を見せている。その中でも特筆する治療法として口腔外で破折した歯根を接着し、口腔内に再植するという術式について検討する。通常、我々臨床医が今まで行った事の無い治療法を患者に応用する際には、まず査読のある科学論文雑誌に掲載された成功率を調べた臨床研究を参考にする事が多い。しかしながらこの治療法がまだ新しいことと、他国では興味を持たれていないこと等の理由からこの術式におけるそのような研究はほとんど見当たらない。検索したところ、現時点で2本の文献がヒットした。2002年[12]と2004年[13]に同じグループから発表されているが、調査期間とサンプル内容などから、2004年の論文は2002年の調査に新しいサンプルを追加した研究であると推察される。サンプル数の少なさ（2002年20本→2004年26本）や、2002年の論文で生存率83.3%だった12ヵ月後の治療経過が24ヵ月後に36.6%に落ちていたものの、2004年の論文では24ヵ月後の治療経過が79.1%に変化していることなど、いくつか気になる点はあるものの臨床医にとって有益な情報が含まれた論文である。また、治療経過の意味合いが病変の治癒を意味する「成功率」よりも病変の治癒は見られていなくても口腔内に残存している事を意味する「生存率」を用いている事にも言及しておかなければならない。2004年の論文から研究結果を引用する（表1・2）。

接着再植術の一例

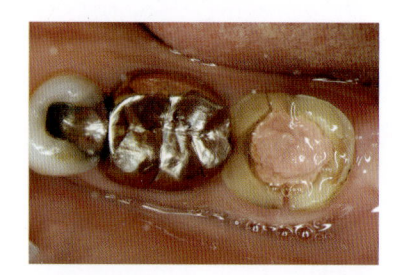

①術前口腔内写真　頬舌側に破折線を認める

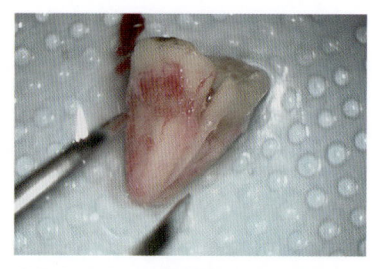

②術中写真　抜歯直後の歯牙をマイクロスコープ下で観察

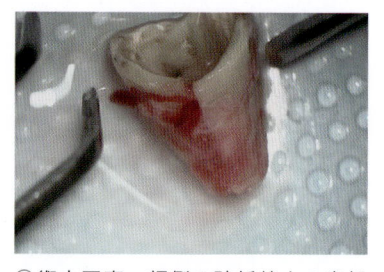

③術中写真　頬側の破折線上の歯根膜は喪失していなかった

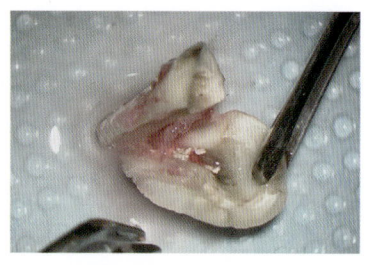

④術中写真　根管内の汚染物や充填材は超音波で除去した

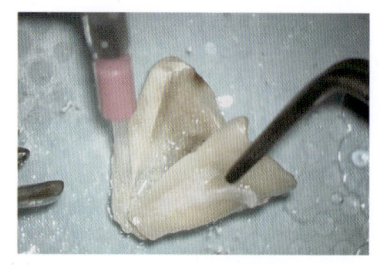

⑤術中写真　元の位置を確認し、歯面処理後スーパーボンドを塗布

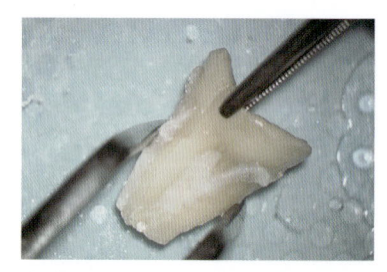

⑥術中写真　元の位置に整復し固定

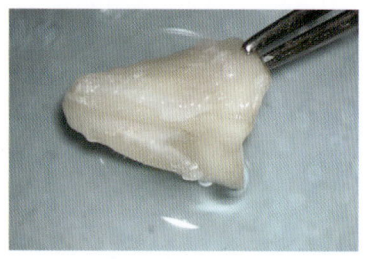

⑦術中写真　生理食塩水にて表面の乾燥を避け、初期硬化を待った

⑧術後口腔内写真　抜歯窩に戻し結紮による固定

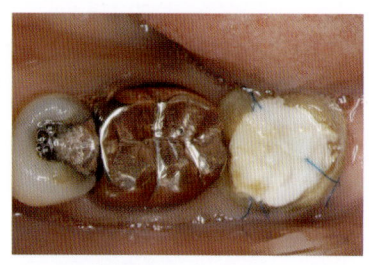

表1 再植歯と分布の状態

症例番号	歯の種類	年齢	性別	観察期間(月)	結果	破折の種類*	破折の範囲**	再建方法***	根の厚さ****	手術時間(分)*****
切歯										
1	23	72	男性	57	機能的	ヘアラインクラック	中央部	仮封	厚い	30
2	9	52	女性	46	成功	ヘアラインクラック	中央部	仮封	厚い	50
3	8	46	女性	76	機能的	ヘアラインクラック	中央部	仮封	厚い	30
4	24	46	女性	55	機能的	完全	根尖部	接着	薄い	40
5	7	51	女性	39	成功	完全	根尖部	接着	薄い	30
6	25	46	女性	60	成功	分離	根尖部	接着	薄い	40
7	8	25	女性	25	機能的	不完全	中央部	接着	厚い	40
8	9	25	女性	25	機能的	不完全	中央部	接着	厚い	40
小臼歯										
9	13	67	男性	21	抜歯	完全	根尖部	接着	厚い	15
10	21	50	女性	49	成功	ヘアラインクラック	根尖部	仮封	薄い	30
11	4	73	男性	26	抜歯	完全	根尖部	接着	厚い	10
12	5	57	女性	25	抜歯	ヘアラインクラック	根尖部	仮封	薄い	45
13	4	33	女性	44	機能的	分離	歯頸部	接着	薄い	60
14	4	33	女性	41	成功	不完全	中央部	接着	厚い	40
15	13	47	女性	24	抜歯	不完全	中央部	接着	薄い	30
16	5	60	女性	6	抜歯	完全	根尖部	接着	薄い	45
17	21	53	女性	65	成功	ヘアラインクラック	中央部	仮封	薄い	40
18	5	60	男性	4	抜歯	完全	根尖部	接着	薄い	30
19	5	36	女性	20	機能的	完全	中央部	接着	薄い	30
20	5	55	女性	19	機能的	不完全	根尖部	接着	薄い	20
21	5	38	女性	19	機能的	不完全	中央部	接着	薄い	30
22	12	55	女性	16	機能的	完全	根尖部	接着	薄い	20
臼歯										
23	31	49	女性	45	機能的	ヘアラインクラック	歯頸部	仮封	薄い	30
24	2	76	女性	12	抜歯	不完全	根尖部	接着	厚い	60
25	18	45	女性	42	機能的	ヘアラインクラック	中央部	仮封	厚い	30
26	31	71	男性	47	抜歯	完全	中央部	接着	厚い	40

* ヘアラインクラック:毛髪様の垂直なクラックのみを検出
不完全:不完全な破折を検出
完全:完全な破折を検出し、破折片は部分的に分離
分離:破折片が分離

** 歯頸部:破折が歯頸部から長軸方向に1/3の深さまで及んでいる
中央部:破折が歯頸部から根尖方向に1/3から2/3の範囲まで及んでいる
根尖部:破折が根尖方向に2/3を超える範囲に及んでいる

*** 仮封:レジンセメントによるクラックの仮封
接着:レジンセメントによる

**** 厚い:本来の歯根厚の半分以上の厚さを有するもの
薄い:本来の歯根厚の半分以下の厚さを有するもの

***** 手術時間:再植歯を口腔外に取り出すまでの時間

表2 再植歯における歯周状態

		破折線に沿った歯周ポケットの最大値(mm)		
症例番号	結果	初診時	直近のフォローアップ時	骨欠損のX線画像
1	機能的	9	8	変化なし
2	成功	>10	5	再生
3	機能的	>10	3	変化なし
4	機能的	>10	6	変化なし
5	成功	8	2	再生
6	成功	>10	2	再生
7	機能的	3	3	悪化*
8	機能的	3	3	悪化*
9	抜歯	8	>10	悪化
10	成功	9	2	再生
11	抜歯	>10	7	悪化
12	抜歯	5	>10	悪化
13	機能的	3	3	変化なし
14	成功	7	3	再生
15	抜歯	5	9	悪化
16	抜歯	>10	7	悪化
17	成功	3	3	再生
18	抜歯	>10	>10	悪化
19	機能的	8	5	変化なし
20	機能的	7	4	変化なし
21	機能的	7	6	変化なし
22	機能的	>10	5	変化なし
23	機能的	7	5	変化なし
24	抜歯	9	9	悪化
25	機能的	>10	3	変化なし
26	抜歯	8	7	悪化

*強直による歯根吸収を観察

1. この論文から読み取れる事
① 疾患が治癒まで至った歯牙は全体の23%（6／26本）、治癒はしていないものの機能している歯牙を含めても全体の69%（18／26本）程度である（平均経過観察期間41ヵ月）
② 臼歯部よりも前歯部のほうが予後のよい可能性がある
③ 破折の範囲が歯頸部から2／3以内までの症例のほうが、根尖部1／3に達した症例よりも予後がよい可能性がある
④ 術前と比較して歯周組織の改善傾向はみられるが、明確な改善を示す割合は高くない
⑤ その他の要因（性別、年齢、象牙質の厚み、手術時間、接着法等）は結果にあまり影響を及ぼさない可能性が高い

　臨床医であれば、この結果から破折歯の接着・再植術が現時点では延命処置以上の意味合いを持たないことを感覚として読み取れるはずである。臨床医は治療計画を考える際に何を最大限に優先させるべきであろうか？　それは言うまでもなく「患者利益」である。医療人は「患者利益」よりも自らの「好奇心」や「未知への挑戦」を優先してはならない。個々の患者利益を考える際には、生物学的側面、経済的側面、患者の年齢、性格、希望、その他の要因を総合的に判断しなければならない。だれでも自分の歯をできるだけ長く使いたい。そのような患者の欲求を満たすにはこの処置が「患者利益」に直結すると考えがちだが、現実はそれほど単純ではない。「あなたの歯は割れていますが、抜歯するのと残す治療のどちらがよいですか？」と聞かれたら、当然患者は保存的な処置を望むであろう。ただし、その処置が短命におわれば、期待が大きかった分失望も大きくなる。この処置法の最大の問題は、正しい情報提供が不十分である点にあるといえる。

2. 接着・再植術を希望する患者への対応
　当院にもよく「破折した歯も、くっつけて残せると聞いたんですが……」との問い合わせがくる。しかし、科学的な情報を伝えると皆一様にがっかりして、そしてほとんどの患者がその後に抜歯を選択する。もちろん、一部の患者はそれでも歯の保存を希望するが、これは患者が生物学的、経済的な妥当性よりも心情的に歯を保存したいという気持ちを優先しているからである。このような患者群のみが接着・再植術の適応となり、「患者利益」になるケースといえるのであろう。

　筆者が個人的にこの処置法が開業医で行われるべきでないと考える①医学的、②倫理的、③経済的理由を説明する。

①生物学的治癒が起こる可能性が低いこと。

②この治療術式に対する、臨床的・科学的根拠が少なすぎる事から、現時点では実験的な治療の枠を超えるべきではない。つまり、前向き研究としての実験計画を作り、倫理委員会をへて、治療開始前に患者に実験段階の治療であるとの説明をして同意が得られ、全てのデータを公開し最終的に論文として発表するための治療に限るべきである。臨床術式を含めたすべてのプロトコールが統一された十分な量のデータを集めるためには、開業医では困難である。また、接着・再植術は歯根表面に接着材料が露出し、この部分が生体組織に触れる事になる訳だが、このことに対する人体への安全性の確認が十分に行われていないことに加えて、薬事法的な問題も解決されているとはいえない。正しい情報を理解した上でこの処置を選択する患者が少ない事である（患者利益につながるケースが少ない）。

③患者、術者ともにその他の代替処置と比較して費用対効果が悪くなる可能性が高い。コストは誰かがどこかで支払わなければならない（例：患者が自費で負担する、術者が自分の持ち出しで処置を行う、仮に健康保険に導入されれば国民が支払う保険料で支払われる）が、実験的な治療にかかるコストは実験者が負担、もしくは調達するのが筋であろう。

　この処置に関わってきた研究者、臨床家の方々は、筆者の考察に憤慨するかもしれない。しかしながら冒頭でも述べた通り、処置や研究を否定するのが目的ではない事を是非ご理解いただきたい。むしろ今後もこの処置が発展するための研究や、正当性の持てる場での処置を続けていただきたいと思っている。筆者がここで強調したいのは、現時点では開業医が行うべきではないということである。医療に携わるものは、「患者利益」のために科学に基づいた診断と治療を行うべきと考えるからである。

垂直性歯牙破折

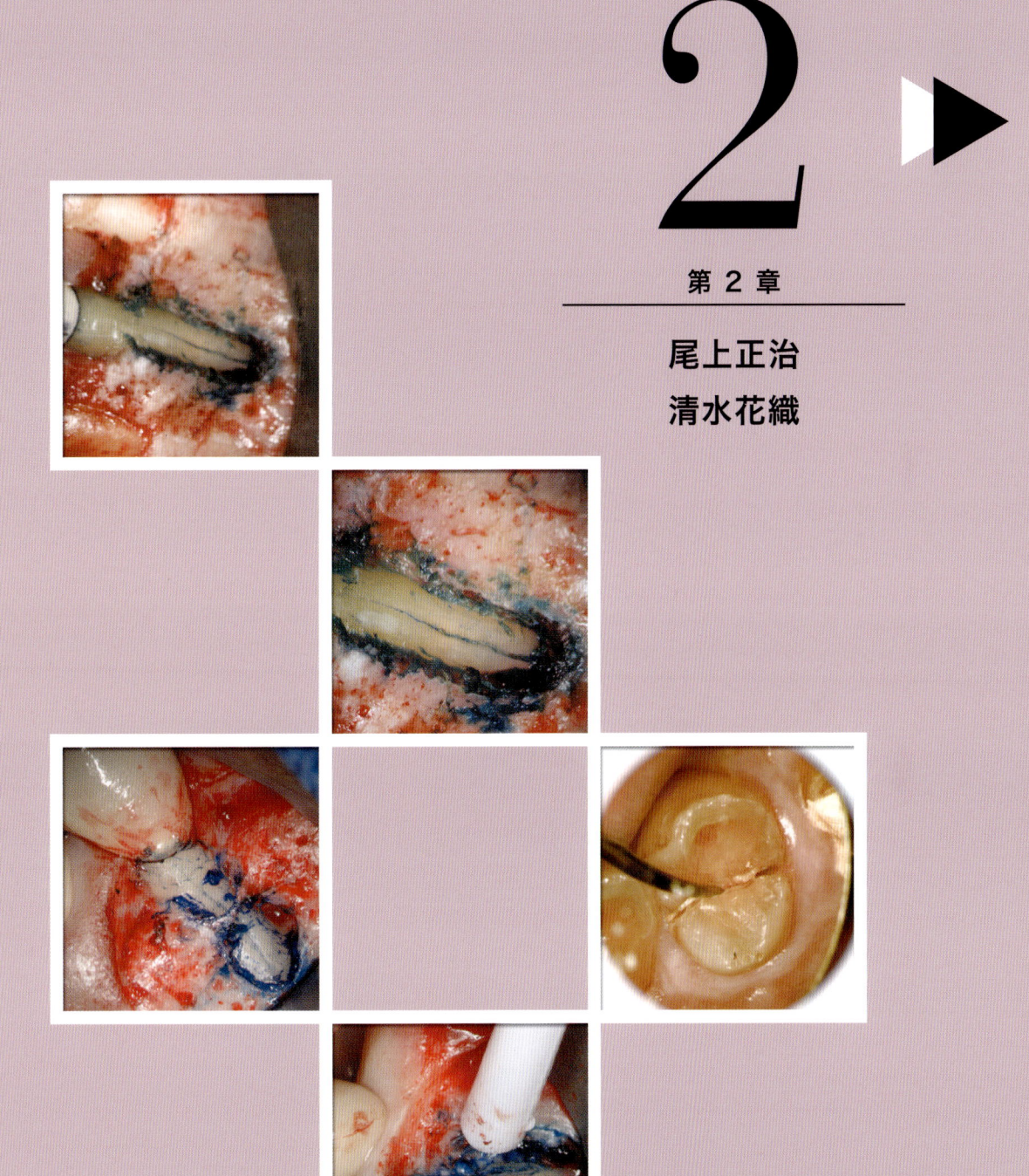

2
第 2 章

尾上正治
清水花織

この章では、歯冠及び歯根の垂直性歯牙破折について解説する。垂直性歯牙破折は、破折の位置、方向、範囲によって予後や治療方法が大きく異なるため、これらの違いについて理解しておく必要がある。最初に垂直性歯牙破折の定義や用語の確認、診査方法について解説し、分類及び診断方法とマネージメントについて解説する。

I　垂直性歯牙破折とは

　垂直性歯牙破折は、歯軸方向の歯冠、歯根、もしくはその両者の破折である（図1・2）。主に外傷によって前歯に起こる水平性歯牙破折に対して、垂直性歯牙破折は、咬合力や歯科治療が誘因となり全ての歯に起こりうる。英語では垂直性歯牙破折を"Longitudinal Fractures"という用語で表すが、この"Longitudinal"には、歯が割れる方向の「縦方向に」という意味と、歯が割れるまでに要する期間の「長期的な」という意味が含まれている[1]。勿論、外傷による歯牙破折においても、垂直的方向に歯牙が破折する場合はあるが、本章では、AAE（アメリカ歯内療法学会）のガイドライン（図3）が示す定義・分類法に基づき、医原的要因やある程度長期間にわたって加わる咬合力が影響し発症及び進行するとされる垂直性歯牙破折について扱う。

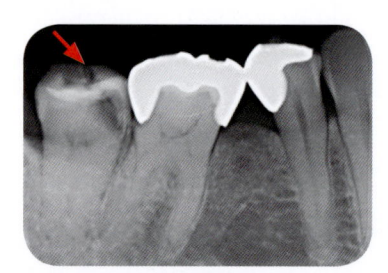

図1　う蝕歯の歯冠破折

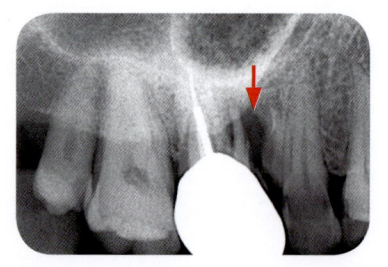

図2　根管治療処置歯近心根の歯根破折

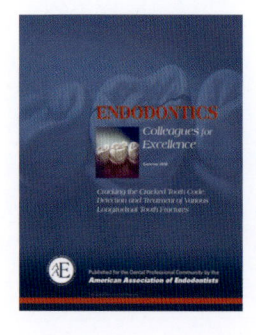

図3　AAE（アメリカ歯内療法学会）のガイドライン（Colleagues for Excellence Cracking the Cracked Tooth Code: Detection and Treatment of Various Longitudinal Tooth Fractures）

Ⅱ　垂直性歯牙破折の増加

　近年、垂直性歯牙破折は増加していると言われている。これにはいくつか理由がある。まずは患者の平均寿命が延びたこと、また患者が生涯で抜歯される本数が昔より減少した可能性が挙げられる。昔に比べ抜歯以外の治療方法が選択できるようになり、長年口腔内に残っている歯は何度も治療を受ける機会が増え、より複雑な過程を経て口腔内に存在している場合が多くなる。治療が繰り返されると、修復処置や根管治療、象牙質の削合などにより、内部の強度が低下する。また、歯は通常咬合力などの外部の力を吸収するが、その力が歯の強度を超えると、徐々に歯の構造が変化する。そこに象牙質やエナメル質の弾性限度を超える破壊的な力が加わった時に破折が起こる[3]。よって口腔内で長く機能している歯であるほどこの破折リスクが高まることになる。

　また、垂直性歯牙破折が増加している他の理由としては、マイクロスコープなどの普及により、今まで見過ごされていたような破折を検出できるようになったという、検出率の向上も影響していると考えられる（図4）。

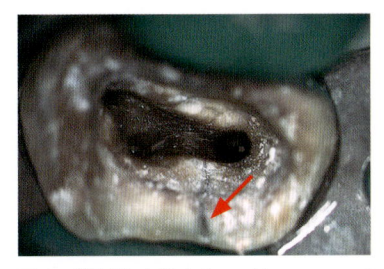

図4　補綴物を除去しマイクロスコープで観察したところ、近遠心的に破折線が認められる

Ⅲ　"クラック"と"破折"について

　"Crack"は日本語では"亀裂"や"ひび割れ"などと訳され、一般的に物が不完全に壊れることを示す。"Fracture"とは骨や歯などが"割れること"や"折れること"、"破折"などと訳され、一般的に物が完全もしくは不完全に壊れることを示す。

　つまり、一言に歯の"破折"と言っても、ダメージの程度や深度に関わらず、歯の亀裂も完全破折も不完全破折も全て同じ言葉で表現できてしまうため、扱う用語に対する定義を行っておかなければ混乱を招きやすい。

　本章で挙げた過去の文献でも用語の定義がそれぞれ異なっていたため、本章では最初に解説の便宜上、扱う用語の定義を行っておく。

特に深度や程度を考慮せず歯牙が破壊されることを広く一般的に表す場合に"破折"と表現し、これと区別するため、エナメル質に限局する不完全な垂直性歯牙破折を"クレーズライン"（詳細は「垂直性歯牙破折の分類」で解説）、象牙質に達する不完全な垂直性歯牙破折を"クラック"と表現する。

（但し、これはあくまで本章での便宜上の言葉の定義であり、各文献にあたる場合、"破折"も"クラック"も明確に区別されていないことが多いため注意していただきたい。）

本章での定義

破折
- 完全破折
- 不完全破折
  エナメル質に限局：クレーズライン
  象牙質に達する：クラック

図5　本章で扱う破折用語の定義

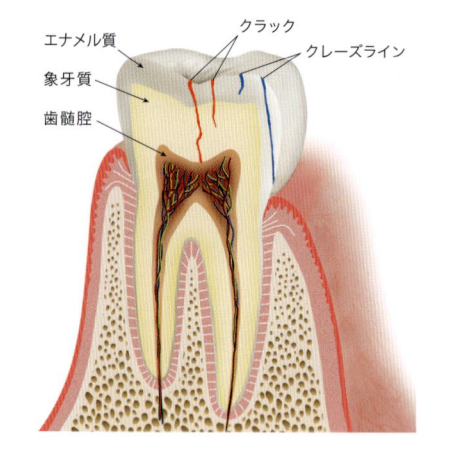

Ⅳ　垂直性歯牙破折の診査・診断の意義

垂直性歯牙破折は、＜症例1＞のように明らかに視認できる破折線や破折片が存在する場合（図6）や、エックス線上で完全に分離した破折片が確認できる場合（図7）は容易に診断できる。

症例1（分離した破折片が視認できた症例）

6⏋の食片圧入と排膿を主訴に来院。数年前から硬い物を噛むと違和感があり、2〜3ヵ月前から歯肉が腫れ、排膿を繰り返していた。

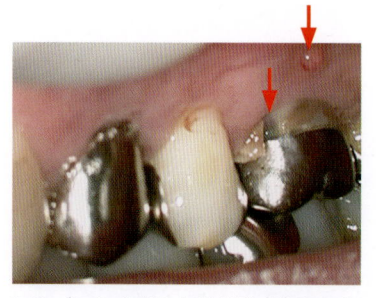

図6　6⏋に分離した破折片を視認。頬側歯肉サイナストラクトを認めた

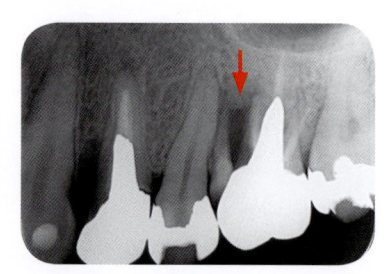

図7　近心の破折片は完全に分離している

しかしこのような場合を除き多くの症例では、垂直性歯牙破折を術前に正確に判断することは難しい。また同時に、垂直性歯根破折（VRF）など、選択すべき治療方法が抜歯や抜根などの侵襲性の高いケースでは、術者の診断ミスの責任はあまりに重いことも事実である。

症例2（破折の疑いで抜歯をすすめられた症例）

 5̄ の違和感と排膿を主訴に来院。1年前にかかりつけ医により根管治療が行われ、その後度々違和感と排膿を認めた。かかりつけ医に症状を訴えたところ、エックス線から破折が疑われ、抜歯が必要との説明を受けたという（図8・9）。

しかし診査結果より破折を疑う明らかな所見は認めず、根尖性歯周炎の診断のもと、当院にて再根管治療を行い症状は改善した。図10は術後6ヵ月経過観察時のエックス線写真である。根尖相当部のエックス線透過像も縮小傾向にある。

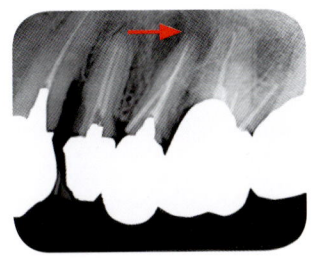

図8　初診時のエックス線写真
原因歯を特定するため、サイナストラクトよりガッタパーチャポイントを挿入して撮影

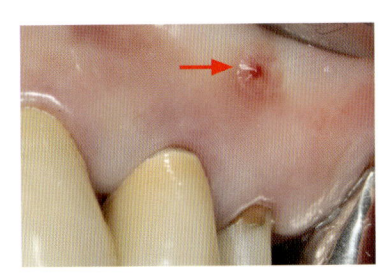

図9　根尖相当部のサイナストラクト

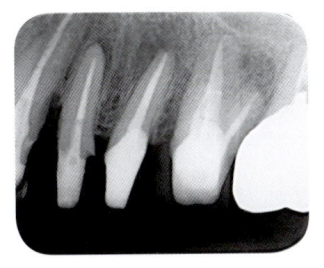

図10　術後6ヵ月経過観察時のエックス線写真

このように根管治療処置歯でサイナストラクトがあり、エックス線写真上に大きな根尖相当部のエックス線透過像があるだけでは、破折は一つの可能性として考慮する事項に過ぎず、抜歯を宣告する前に行うべき診査があることを我々は十分認識しておくことが必要である。

では、診断の精度を上げ、可能な限り適切な治療方法を選択するためには何が必要だろうか。その一つの指針となるものが、AAEのガイドラインに示されている。垂直性歯根破折にはどのようなものがあり、どのように診査・診断を行うかについて、以降AAEのガイドラインに沿って垂直性歯根破折の分類、及び診査・診断のステップを解説する。

V 垂直性歯牙破折の分類

　かつて様々な著者が破折の位置や範囲、症状等によって歯牙破折に関する異なった命名、専門用語や定義を唱えた（表1）。例えば遡るとGibbs[7]は臼歯の咬頭を含んだ不完全破折を、その臨床症状を含め"cuspal fracture odontalgia"「咬頭破折痛」と定義した。

命名	文献
Cuspal fracture odontalgia	Gibbs(1954)
Fissured fracture	Thoma(1954)
Incomplete tooth fracture	Ritchey et al (1957)
Fissural fracture	Down(1957)
Crack lines	Sutton(1961)
Greenstick fracture	Sutton(1962)
Cracked tooth syndrome	Cameron(1964)
Hairline fracture	Wiebusch(1972)
Incomplete crown-root fracture	Hiatt(1973)
Incomplete coronal fracture	Talim and Gohil(1974)
Split-root syndrome	Silvestri(1976)
Enamel infraction	Andreasen(1981)
Hairline tooth fracture	Caufield(1981)
Crown craze/crack	Johnson(1981)
Craze lines/tooth structure cracks	Abou-Rass(1983)
Cracked cusp syndrome	Kruger(1984)
Tooth infraction	Lost et al(1989)

表1　一般的に文献で使用された不完全破折の命名　文献[8]より引用改変

　このような、歯牙破折における研究者や臨床家間での異なった定義、専門用語の使用、分類や特徴に関しての知識不足そして破折の多様性が過った診断と治療法選択を生じる可能性がある。以下に述べる垂直性歯牙破折の分類は前述した誤解を減少させ、臨床家や研究者間で使用できる世界的な定義を提供するために考案された。

　垂直性歯牙破折は破折線の部位、範囲によって5つに分類され、歯冠修復、根管治療、抜歯等、どの程度の治療介入が必要になるのかが決まる。しかしながら、その部位と範囲の診断が、歯科臨床上最も困難であることもまた事実である。このような状況のなかで臨床家が知っておくべきことは、破折の最も大きな問題は破折線自体が歯髄の炎症や歯周組織の破壊を起こし、細菌の侵入経路となり得るということである[9]（図11）。

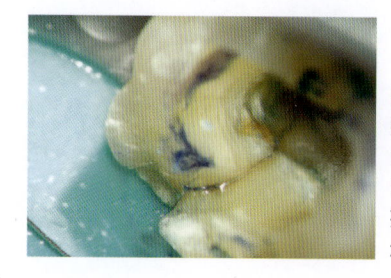

図11　辺縁隆線から髄腔に及ぶ破折線。髄腔を開拡すると歯髄は壊死していた。破折線は髄床底にまで及び、メチレンブルーで着色されている。歯髄壊死の原因はこの破折線からの細菌侵入が疑われる

Ⅵ 垂直性歯牙破折の分類名

　本章での垂直的歯牙破折の分類と定義は主にAAE（アメリカ歯内療法学会）のガイドラインに基づいている。

1. クレーズライン（Craze Lines）
　いわゆるエナメル質に確認できる破折線。

2. 咬頭破折（Fractured Cusp）
　歯冠から始まる完全または不完全な歯肉縁下に伸びる破折。通常破折は近遠心と頬舌方向に伸びる。

3. クラックトゥース（Cracked Tooth）
　歯冠から始まる不完全破折。通常近遠心的に片側もしくは両側の辺縁隆線を通り、隣接面、歯肉方向に伸びる。歯冠部の破折は歯冠部のみに位置するか、または歯根にまで及ぶ場合もある。

4. スプリットトゥース（Split Tooth）
　歯冠部から始まり、歯肉縁下に及ぶ完全破折。近遠心両側の辺縁隆線が繋がり、歯根隣接面に及ぶことが多い。

5. 垂直性歯根破折（Vertical Root Fracture）
　歯根から始まる不完全または完全な破折。破折は通常歯根の頬側または舌側面、もしくは頬舌側面を含む。破折の範囲は歯根部分から始まり、歯冠方向に伸び、歯頸部の付着部分にまで及ぶ場合もある。

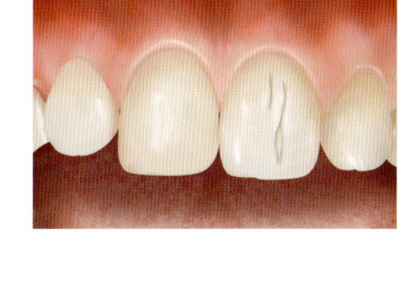

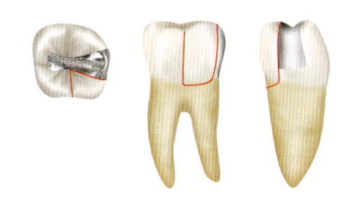

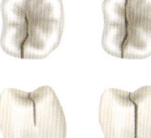

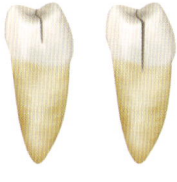

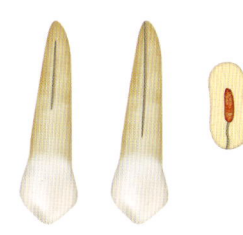

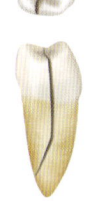

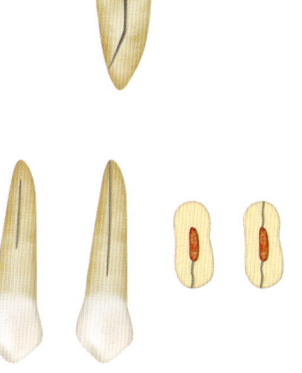

これらの分類に見られる大まかな相違点を以下にまとめる。

　ポイントは破折の発生部位、伸展部位（歯の構造、部位のどこまで伸展しているか）、破折様式（完全か不完全か）である。
- クレーズラインはエナメル質に限局し、前歯にも臼歯にも見られる。クレーズライン以外は概ね臼歯部に見られる。
- 咬頭破折、クラックトゥース、スプリットトゥースは咬合面から始まり、根尖方向に伸展し、エナメル質、象牙質、場合によっては歯髄にも及ぶ。
- 垂直性歯根破折は歯根から始まる。
- 咬頭破折、垂直性歯根破折は完全もしくは不完全破折を呈し、クレーズライン、クラックトゥースは不完全破折である。そしてスプリットトゥースは完全破折である。

※それぞれの特徴をまとめたものはP.38 表2を参照。

Ⅶ 各診査方法

　破折は検出しようとしなければ発見できないことが多い。破折が疑われる場合は、それを確かめるためのいくつかのステップがある。行われるべき検査や、その検査で得られる結果は、その歯が根管治療処置歯か未処置歯によって意義が変わってくる。

　破折疑いのある歯が根管治療処置歯である場合、通常その歯に生活歯髄は残存していないと考えられるため、症状の原因は歯周組織由来と限定される。一方、破折疑いのある歯が生活歯髄を有する根管治療未処置歯である場合、破折の存在の有無は、次に挙げる方法によって確かめる必要があり、更に根管治療が必要かどうかを決定するためには、歯髄と歯周組織の診査が必要となる。あくまで、破折は臨床所見であって、診断名ではないことを忘れてはならない。

　破折を確かめるステップとして、以下のものが挙げられる。

1. 歯科的既往	6. 咬合圧検査	11. 染色
2. 問診	7. 歯髄生活性検査	12. 透過光検査
3. 視診	8. ポケット検査	13. 楔力検査
4. 触診	9. エックス線検査	14. バンディング検査
5. 根尖部歯周組織の検査	10. 修復物の除去	15. 診断的外科処置

　これらは歯髄や根尖周囲組織の診断を行う上でも必須の診査項目である。ただし、破折を検出することと、歯髄の診断を行うことは、あくまで分けて考える必要がある。

1. 歯科的既往

根管治療に関わる問題は通常歯科的既往歴がある。最近起きた咬合性外傷は、最近行われた補綴処置や過去の顎関節治療の結果起こることがある。より長期間の正確な情報が得られれば、より適切な治療方法を選択できる可能性がある。また残存歯がほとんどない、もしくは欠損歯が多い患者（図12）などは、根管治療やその後の補綴処置にもリスクが伴う。

患者には以下の既往歴を確認する。
- 咬合調整が繰り返され（図13）、一時的に症状が軽くなるが、結局症状が再発する。また、何人かの歯科医に診てもらったが、結論的な診断に至っていない。
- 重度の骨欠損を伴う歯周病（図14）がある（骨支持を失うことにより象牙質へのストレスがかかり、破折の誘発因子になるといわれている）。
- 他の部位の破折線がある（図15）（固有の解剖学的要因や咀嚼運動の慣習は、複数の歯に影響すると考えられる）。

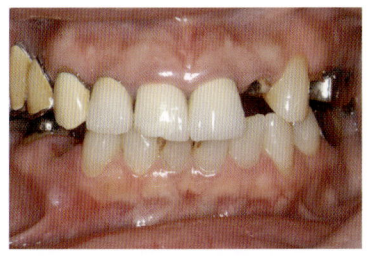

図12　欠損歯が多い患者

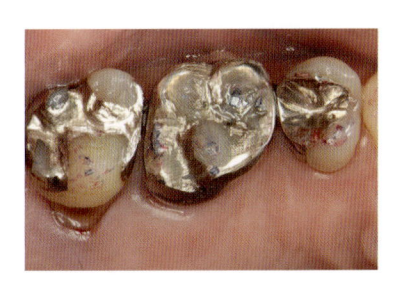

図13　咬合調整が繰り返されている補綴物

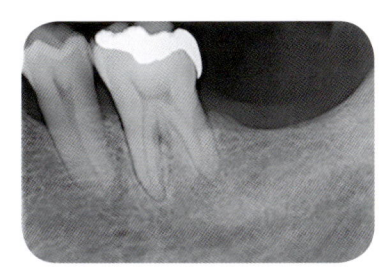

図14　重度の骨欠損を伴う歯周病

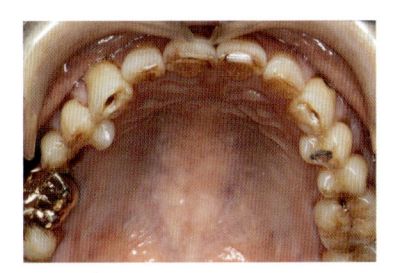

図15　|6 の破折を主訴に来院した患者初診時の口腔内写真
全体に咬耗、多数歯にわたり破折線が認められる

2. 問診

- どの歯に症状があるのか、患者自身に指でさしてもらう。
  ただし、患者は問題のある歯を特定できない可能性があることを忘れてはならない。
- 偶発的に硬い物を噛んだ記憶があるかを質問する。
- 歯ぎしりやくいしばりのような習癖や氷、硬い飴、ボールペン、その他硬い物を咬む癖があるかを質問する。
  これらの患者自身の記憶や習癖が診断の参考になる場合がある。

3. 視診

- 歯牙に過度なストレスがかかっている可能性がないか、歯牙の形態（図16）や咀嚼筋群のチェック（図17）をするとともに、歯ぎしりや食いしばり等の習癖を疑わせる咬耗等がないかも確認する（図15）。

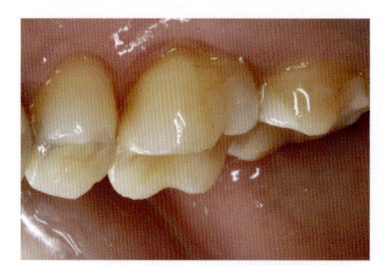

図16　臼歯部の急な咬頭傾斜角

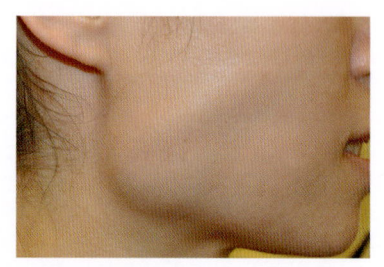

図17　咬筋が発達している患者（噛み締め時の側面観）

- 乾燥状態にて歯牙の表面を注意深く観察する。破折線の色の濃さも観察する（図18）。一般的に破折線の色が濃ければ濃いほど破折の深度は深い可能性がある。修復物の破折や、修復物と歯質のギャップも注意深く観察する（図19）。

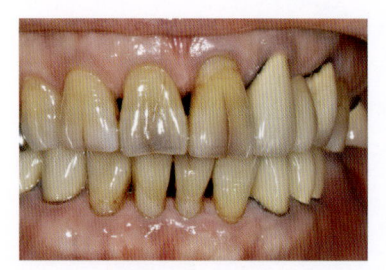

図18　前歯部のクレーズライン

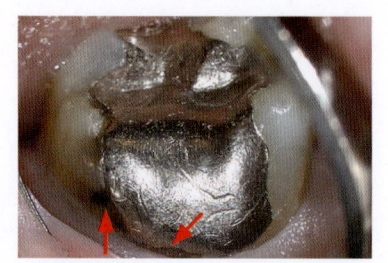

図19　修復物と歯質の間のギャップを認める

4. 触診

- 先端の鋭い探針にて歯牙の表面を擦過し、破折線を探る（図20）。
- 当該歯の周囲歯肉を指の腹で触診し（図21）、骨の裂開や開窓を探る。

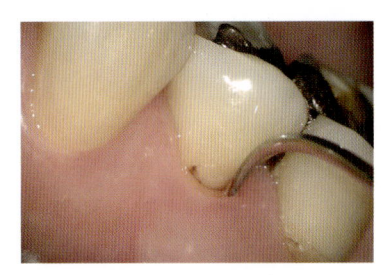

図20　探針で歯牙表面を擦過

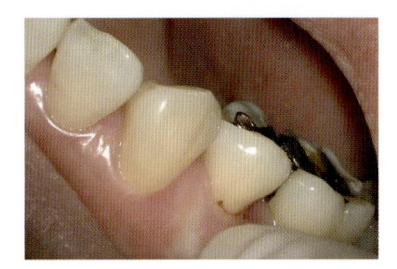

図21　指の腹で当該歯周囲の歯肉を触診

5. 根尖部歯周組織の検査

- 歯冠側から始まる破折の診査には、打診が有効である。特に水平や斜め方向への打診（図22・23）は、破折線を離開し、象牙細管内溶液を移動させるのに有効とされている。破折線が歯根に及んでいる場合は、歯根膜線維への刺激による反応も現れる。

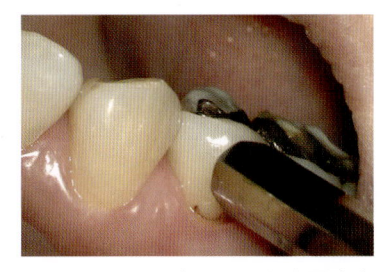

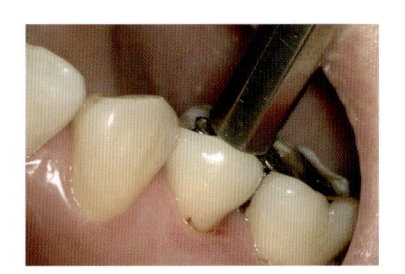

図22　ミラーの柄を用いた水平方向の打診

図23　ミラーの柄を用いた斜め方向の打診

※また、対象歯の根尖部付近を綿棒などで限局的に押して圧痛の有無を調べる。根尖部圧痛試験は、歯内療法において根尖周囲組織の診査としては有効であるが、垂直性歯牙破折の診査としてはあまり有効ではない。

6. 咬合圧検査

　割り箸（図24）、研磨用のラバーホイール（図25）、その他の器具（図26）を使用し、特定の咬頭を咬合圧によって刺激し、患者の主訴を再現できるかを試す。手順は器具を各咬頭に圧力がかかるように設置し、患者に噛み締めと咬合の解放を交互に行ってもらう。患者にはゆっくり噛み締めて、その後に素早く解放してもらうように説明しておく。患者の表情をよく観察し、症状が再現されるか注意深く観察する。この検査は、早期のクラック発見に非常に有効な方法だが、症状が再現されなければクラックの存在を否定できるわけではないことに注意する。

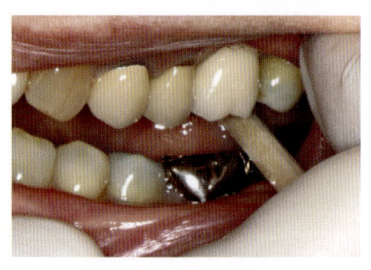

図24　破折が疑われる歯の各咬頭に合わせて割り箸を噛ませる。ゆっくり噛み締めた後、素早く解放するという動きを何度か交互に繰り返し、症状が再現されるか確認する

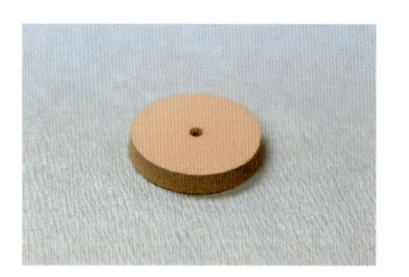

図25　技工で使用する研磨用のラバーホイールを診査に応用する。ホイールの穴を咬頭に合わせて噛ませ、症状が再現されるか確認する

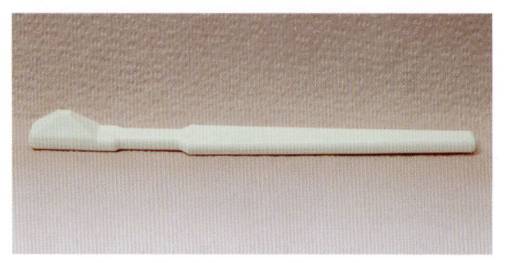

図26　Tooth slooth（破折の疑われる歯牙や咬頭に山の部分を噛ませ、症状が再現されるか確認する）

7. 歯髄生活性検査

　歯髄生活性検査は破折の発見を目的としていない。しかしながら、もし破折線が歯髄付近まで達していれば、歯髄の状態に変化が起こっている可能性がある。歯髄生活性検査により不可逆性歯髄、歯髄壊死の診断がついた場合は、根管治療が必要となる。

　また、破折線からの細菌侵入が疑われる場合、その歯が生活歯か失活歯かにより予後は異なるため、予後判定の一つの参考になる。チェアサイドで簡単に行える歯髄生活性検査として、温度診（寒冷診、温熱診）、電気診がある。以下に手順を述べる。

寒冷診 (cold test)

　寒冷刺激を歯面にあて、患者の反応から歯髄の生活性を判定する検査方法。スポンジペレットをピンセットで持ち、3cm程離しパルパー（GC社）を噴霧し（図27）完全に染み込ませたペレットを歯面にあて（図28）痛みを感じたら歯面から離す。

　すぐに痛みが消失するか、しばらく痛みが持続するかも歯髄の不可逆性変化の一つの目安になるため、痛みの消失の仕方も観察する。

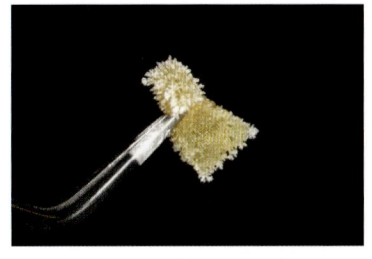

図27　パルパーを染み込ませたペレット　　図28　寒冷診

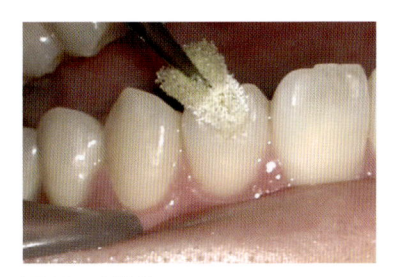

温熱診 (heat test)

　温熱刺激を歯面にあて、患者の反応から歯髄の生活性を判定する検査方法。ストッピングの先を煙が出るまで熱し、歯面にあて（図29）、痛みを感じたら歯面から離す。

　寒冷診と同様に痛みの消失の仕方も観察する。

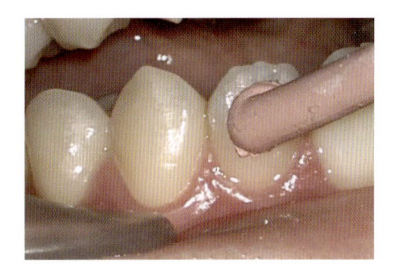

図29　温熱診

電気診 (electric pulp test)

　電気刺激を歯面にあて、患者の反応から歯髄の生活性を判定する検査方法。術者はグローブを外した手に電気歯髄診断器を持ち、先端を歯面にあて、スイッチを押す。痛みを感じたら歯面から離す（図30）。

　隣在歯や歯肉へのリークが疑われる場合は、ラバーダムやストリップス等を巻いて検査する歯を隔離して行う。

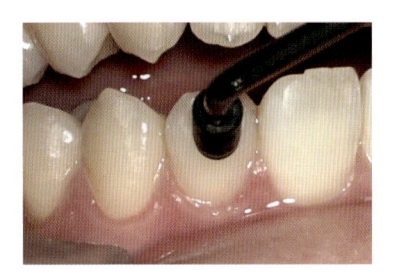

図30　電気診

※いずれも歯面をよく乾燥させてから行う。また、「患者の痛み」という主観を頼りに行う診査のため、必ず比較する対照歯を設ける。診査はまず対照歯から行い、正常な反応を確認した上で、患歯と思われる歯の診査を行う。
これらは、歯髄の神経線維の反応から歯髄の状態や生活性を推測する検査であるが、本来歯髄の生活性を判断するのは血流の有無であり、必ずしもこれらの検査から歯髄の状態を正確に把握することはできないことに注意する。

8. ポケット検査

　深いプロービングデプスが認められないことが破折の存在を否定することにはならないが、幅の狭い、限局した深いポケット（図31）は、破折の結果として起こる歯周組織の破壊を示していることがある。特に垂直性歯根破折（VRF）の診断において大変有用である。マージンが不適な補綴物や歯石の付着などにより正確に検査できない場合は、それらを除去した後改めて行う。また、痛みの閾値が低く正確に検査できない場合は、必要に応じて麻酔を奏効させてから行う。

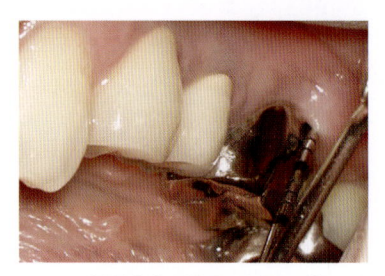

図31　頬側中央に限局した深いポケット

9. エックス線検査

　エックス線検査は、歯が実際に分離し位置異常を起こすまでは、破折の発見にほとんど役に立たない。骨の欠損形態などから間接的に破折の存在を予想することになる。典型的なエックス線像（図32）としてJ-shape、U-shape、halo likeなどの骨欠損形態がみられることがある。補綴処置で用いるピンやポストのサイズ、デザインによってはクラックの発症要因になる（図33）。

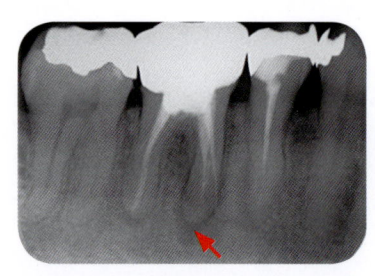

図32　垂直性歯根破折（VRF）を疑う典型的なエックス線像

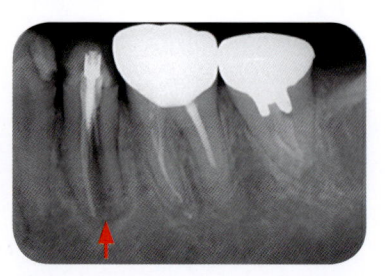

図33　スクリューポストに沿って起こった垂直性歯根破折（VRF）

10. 補綴物の除去

補綴物の除去により視診が可能になる。特に近遠心の辺縁隆線部を注意深く観察する（図34）。除去後にマイクロスコープ、染色材、透過光、楔力などを使用し再度診査する（図35・36）。

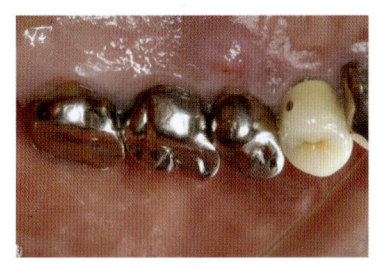

図34　初診時の口腔内写真
5⏌の咬合時の違和感と歯肉の腫脹、舌で歯を押すと動くことを主訴に来院 5⏌の動揺度は2度、口蓋側歯肉にサイナストラクト、同歯の頬側歯肉中央に限局した深いポケットを認めた

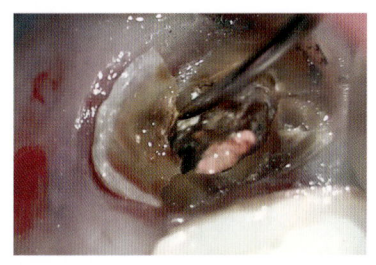

図35　補綴物除去後の観察
ポスト付きクラウンを除去したところ、口蓋側に完全に分離できる破折片、頬側に根尖方向に伸びる破折線を認めた

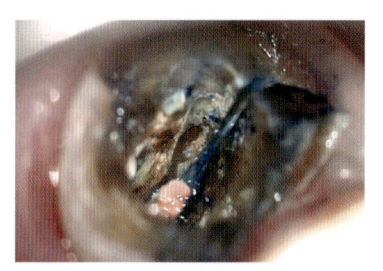

図36　メチレンブルーによる染色
頬側中央の限局した深いポケットと一致する位置に、根尖部まで伸びる破折線が染め出され、破折線は根管壁を貫通していた。垂直性歯根破折（VRF）と診断し、抜歯を勧めた

11. 染色

破折線は染色によって変色することが多い。根管内から、もしくは外科的に歯根の外側においてメチレンブルー等を使用し観察する（図37・38）。

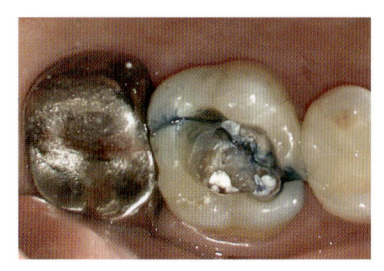

図37　修復物を除去し、破折線をメチレンブルーにて染色した。破折線は口蓋根及び近心頬側根を横断し、破折の深さは髄床底に完全に達していた

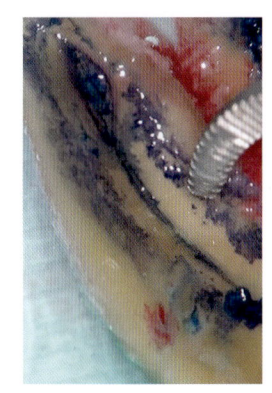

図38　意図的再植時に破折線が認められ、メチレンブルーにて染色を行った

12. 透過光検査

歯のクラックを検出するために、透過光検査は、非常に有用な検出方法である。クラックは透過光をブロックする性質がある。これにより、クラックのある歯に光をあてると、光が透過する明るい部位と光が透過しない暗い部位が破折線によって区切られる。透過光検査を行う場合は、他の光（ユニットライトやオペ用のライト）は使用しない。デンタルミラーは、破折が存在するかどうかを様々な方向から評価す

るために使用する。歯科用顕微鏡は破折の診断に役立つが、透過光検査を行う場合は顕微鏡の光源をオフにし、ミラーと透過光検査用デバイスを頼りに、顕微鏡は拡大目的のみに使用する。

各種透過光検査用デバイスが市販されているが、ライト付きのハンドピースを、バーを外して注水を切った状態で使用したり（図39）、照射器（紫外線光を用いる場合は目を保護する必要がある）やその他の器具を透過光検査用デバイスとして使用できる（図40）。

クラックを検出するための透過光検査は、以下の全ての部位において行われるべきとされている。
- 辺縁隆線
- 窩洞形成を行った窩底
- 髄腔開拡を行った髄床底
- アクセス可能な隣接面
- 歯肉剥離を行う外科処置中

透過光検査は修復物を除去した後に行うことが特に有益である。クラックは透過光検査以外で可視化できないことが多い。より多くの透過光検査が行われれば、より多くのクラックが検出できるはずである。

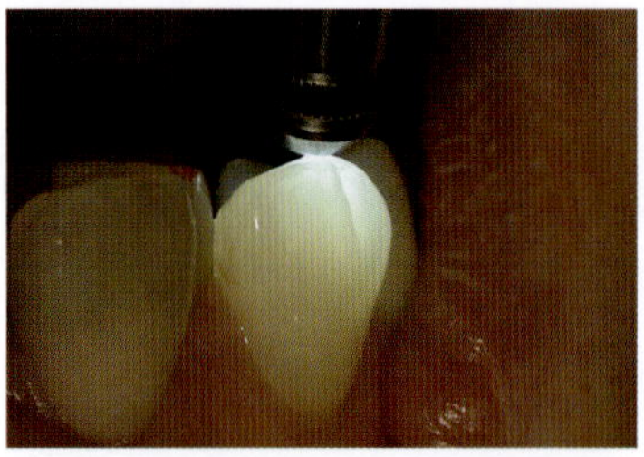

図39　ユニットのハンドピース用ライトを用いた透過光検査

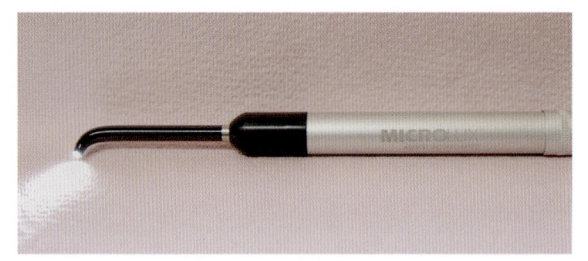

図40　トランスイルミネーター

13. 楔力検査

この検査は、クラックが特定された後、追加的に行う検査である。目的としては、分離できる可能性がある歯片の存在を発見することである。患者には、この検査中にクラック音が聞こえるかもしれないこと、痛みを感じるかもしれないことを事前に知らせておく必要がある。

手順は、修復物を除去後、破折線に沿って歯質を削除して平頭充填器等が挿入可能な浅い溝を形成する（図41・42）。溝に器具を挿入して破折線を離開させる

方向に、てこの作用を加える（図43）。破折線が開き、動揺する歯質片があれば、その歯牙の予後はホープレスである（咬頭破折以外の場合）。

　患者もしくは術者は、医原的に完全な破折を起こさせるかもしれないこの検査を行うことに躊躇するかもしれないが、検査によってそれが起こるような状態であれば、いずれにせよ、早期にこの歯牙は同じ結果に至る可能性が高い。解決不可能な状態の早期発見により患者の有益性を見いだせる場合は、一つの選択肢となる。ただし、繰り返しになるが、検査を行う前の患者への十分な説明と理解が必須である。

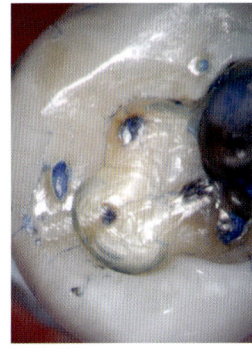

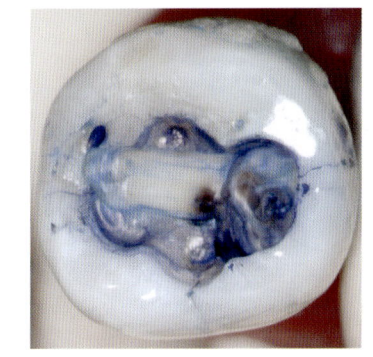

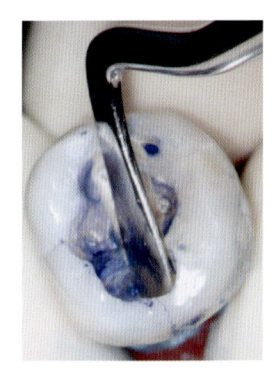

図41　　　　図42　　　　図43

14. バンディング検査

　咬合時に限定した疼痛を訴える歯に、きつめの矯正用バンドを巻いてセメント合着し、症状の変化を確認する。これはクラックのある歯に対する適切な治療法を選択する上で有効である。矯正用バンドを巻くことで破折線が固定され、咬合時に破折線が広がることで生じていた疼痛であればこの症状が緩解する。バンディングにより咬合痛が消失するようであれば、同様に歯を抱え込む構造である全部被覆冠を装着することで咬合痛を解決できる可能性がある。

15. 診断的外科処置

垂直性歯根破折（VRF）の疑いが高く、その他の方法では確定診断ができない場合のみ、外科的な確定診断が行われる（図44〜46）。患者には、あくまで診断のための処置であることをよく理解してもらう必要がある。

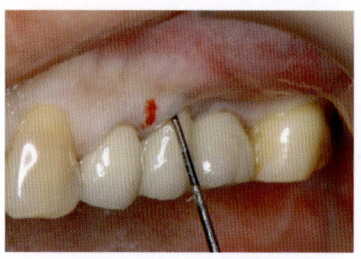

図44　⌊5 のポケットより排膿が認められ、浸潤麻酔下でポケット診査を行ったところ、頬側に10mmの限局したポケットを認めた

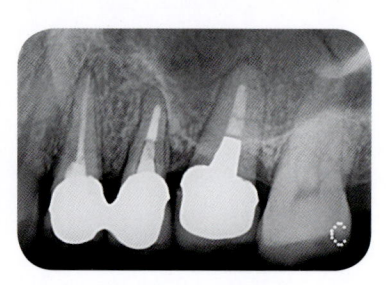

図45　術前のエックス線写真

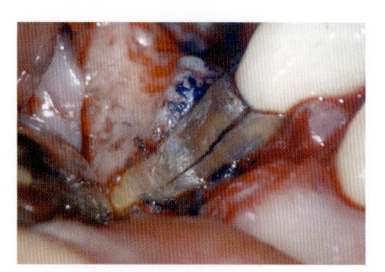

図46　診断的外科処置
根尖へ伸びる垂直性の歯根破折を認めた（メチレンブルーにて破折線を染色）

（千葉県 オハナデンタルクリニック 篠田和明先生 提供）

VIII クラックの典型的な徴候と診断における困難性

　クラックをもつ歯の典型的な兆候として、咬合圧が加わったとき、もしくは解放されたときの一貫性のない痛みが挙げられる。その他、温度変化に対して疼痛を訴える場合もある。

　ただ、患者は自分の症状について説明が困難である場合が多く、歯科医にとって普段聞き慣れない表現を耳にすることになるので注意が必要である。打診やエックス線検査では当該歯が明確になることは少なく、患者は長い間痛みを我慢していると訴えることが多い。症状の再現性のなさや訴えの多様性が、診断やそれに続く治療を困難にし、よく診査もされないまま不定愁訴として片付けられることも少なくない。

　また上記の診査項目で述べたように、確定診断をつけるためには補綴物の除去や診断的外科処置など、侵襲的な診査も必要になる場合があるため、診査を行う前にそのリスクと必要性を患者によく説明し、患者が納得した上で介入する必要がある。

　一方で破折は時間の経過とともにその範囲が拡大する傾向があることや、疼痛感覚の長期化による慢性疼痛化への恐れもあることから、早期の診断と処置が極めて重要であることも頭に焼き付ける必要がある。

IX 垂直性歯牙破折の診断とマネージメント

垂直性歯牙破折の診断とマネージメントについては表2のようにまとめられる。
以下、各分類ごとの具体的なマネージメントについて解説する。

表2 垂直性歯牙破折の分類　文献[10]より引用改変

	1. クレーズライン	2. 咬頭破折	3. クラックトゥース	4. スプリットトゥース	5. 垂直性歯根破折
発生部位	エナメル質に限局　主に辺縁隆線上	歯冠と歯頸部の歯根面	歯冠部に限局または歯冠部から歯根	歯冠と歯根の隣接面	歯根に限局
伸展方向	咬合面から歯肉側へ	近遠心方向と頰舌方向	近遠心	近遠心	頰舌
原発部位	咬合面	咬合面	咬合面	咬合面	歯根の様々な部位
病因	咬合による負荷熱疲労	侵食された咬頭　有害な習癖	有害な習癖　脆弱な歯質	有害な習癖　脆弱な歯質	ポストの楔効果　根管充填時の負荷　過度な根管象牙質の削除
症状	なし	冷刺激や咀嚼による鋭い痛み	多様	咀嚼による痛み	ないか、あっても僅か
徴候	なし	なし	多様	破折断片の分離　歯周膿瘍	多様
確認方法	視認　透過光検査	視認　修復物の除去	咬合圧検査　修復物の除去	修復物の除去	歯肉弁の剥離翻転
診断試験	なし	破折した咬頭の視認　咬合圧検査　透過光検査	透過光検査　染色　楔力検査　ポケット検査　咬合圧検査　拡大鏡による視診	楔力検査による分離した破折断片の確認	歯肉弁の剥離翻転　透過光検査
治療	審美的な問題の改善以外に治療の必要なし	破折した咬頭の除去、必要であれば修復処置	根管治療は歯髄、根尖部の診断結果による	治療法は様々であるが、分離した断片の除去は必須。修復もしくは抜歯	抜歯か破折した歯根の除去。固定式もしくは可撤式の補綴、インプラント
予後	良好	良好	常に予後は不安定、もしくは不良	もし断片を除去するなら予後は可変的。Hopeless (if maintain intact)	破折した歯根は保存不可能
予防	必要なし	辺縁隆線の保存、咬頭の保護（咬頭被覆冠の装着）	有害な習癖（氷を噛む等）の除去、咬頭の保護（咬頭被覆冠の装着）	有害な習癖の除去、咬頭の保護（咬頭被覆冠の装着）	歯根象牙質の最小限の削除、ポストの楔効果、根管充填時の負荷に対しての配慮。ファイバーポストの使用

1. クレーズライン（Craze Lines）
いわゆるエナメル質に確認できる破折線である。

❶発生部位
成人の歯にたいてい認められる。臼歯部では通常辺縁隆線や頬側・舌側の表面に認められ、前歯部では垂直方向に走る破折線として認められる（図47～49）。

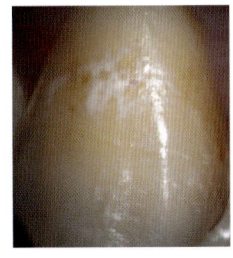

図47　前歯に見られるクレーズライン

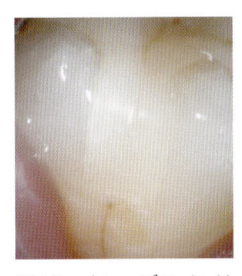

図48　クレーズラインは臼歯部にもよくみられる

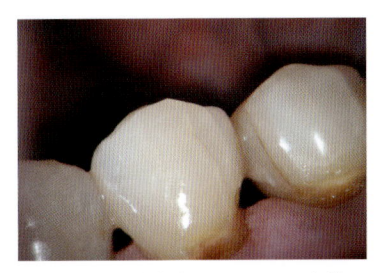

図49　小臼歯頬側に見られる多数のクレーズライン

❷症状
クレーズラインはエナメル質に限局しており、患者は痛みを訴えることはなく、審美障害以外の問題を起こすことはない。

❸診断
クレーズラインは目で視認できるエナメル質に限局した破折線であるが、臨床上は視認できたその破折線がエナメル質に限局しているかどうかを判断できない場合もある。そのため他の破折と混同されがちであるが、透過光検査によって鑑別できる。もしクラックであれば光はブロックされ、部分的な歯質片のみがライトアップされ、またクレーズラインであれば歯全体がライトアップされることになる（P.33「透過光検査」参照）。

❹治療計画
審美的な問題が生じ患者からの要求がなければ治療の必要はない。
臨床上重要なのは他の破折と混同しないよう注意を払うことである。

2. 咬頭破折 (Fractured Cusp)

歯冠からはじまる完全または不完全な歯肉縁下に伸びる破折である。通常破折は近遠心と頬舌方向に伸びる（図50）。

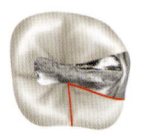

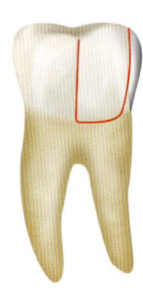

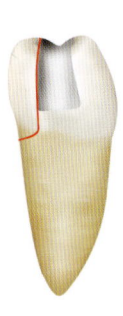

図50　咬頭破折での典型的な破折線の発生部位
左図は右下大臼歯の咬合面、舌側面隣接面観であり、舌側遠心咬頭を含む咬頭破折である。たいてい修復物が装着されており、1つの咬頭が含まれる。修復物がある場合隣接面観ではたいてい破折は中心に位置していない[11]

❶発生部位

歯冠と歯頸部。咬合面観で破折線は近遠心、頬舌の一塊になっている。辺縁隆線からと頬または舌側から伸びた破折線は歯頸部で歯頸線と平行に繋がる。その部分は歯肉縁または、わずかに縁下である。通常は1つの咬頭が影響を受ける（図51～54）。

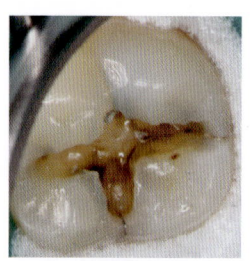

図51　修復物を除去したところ、辺縁隆線と舌側溝を繋ぐ破折線がみられた

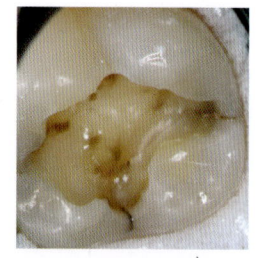

図52　破折線を追って深さを調べる。後に楔力検査を行う

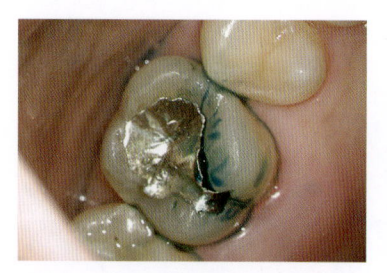

図53　近心舌側咬頭の完全破折（破折線をメチレンブルーにて染色）

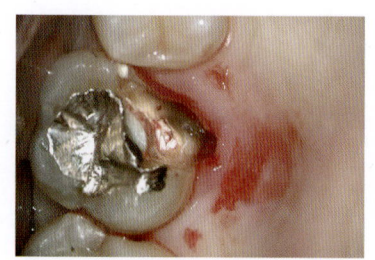

図54　浸潤麻酔を行い破折片を除去

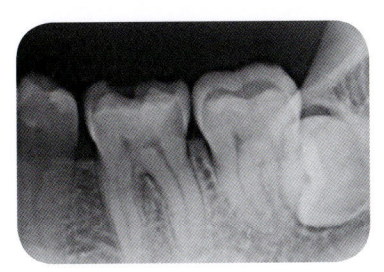

図55 ⌞6 エックス線写真。特に得られる有益な情報はない

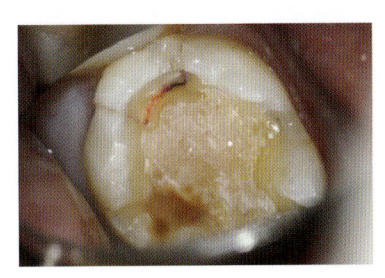

図56 遠心咬頭を含む破折線。咬頭は可動性であった

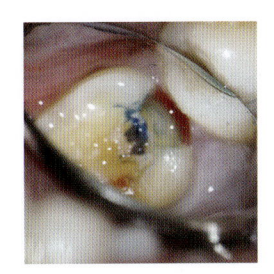

図57 咬頭を除去したところ、破折は歯肉縁下に及んでいた

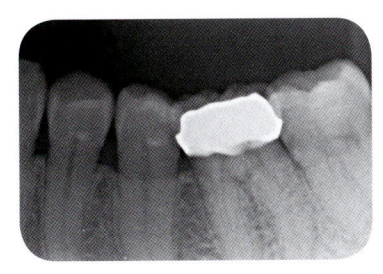

図58 修復後のエックス線写真。全部被覆冠により修復した

図59 修復後の口腔内写真

❷症状

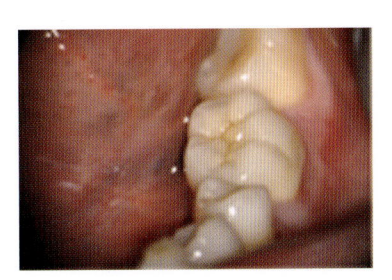

冷刺激や咀嚼時の鋭い痛み。辺縁隆線の脆弱化により咬頭の支持が失われた結果として発生すると言われている。

❸診断

修復物を除去し染色、または透過光で破折線がどこまで伸びているか調べる。拡大して見る事も有効である。

疼痛は中等度で、刺激によってのみ誘発される。咬合圧検査によって鋭い痛みを再現できることが多く、特に咬合力から解放された瞬間に痛みを感じることが多い。

多くの場合、歯髄は正常反応を示し、エックス線写真ではほとんど有効な情報を得られない（図55〜59）。辺縁隆線と咬頭を叩くことで破折の範囲を識別できることもある。

❹病因

2級の修復物の存在や進行したカリエスによる辺縁隆線の脆弱化と関連すると言われている[12、13]。

2級窩洞において、咬頭は構造上、カンチレバー梁（図60）のようになっていると

考えることができる。たとえるとプールの飛び込み板の板の部分である。この咬頭の基底部より高さが2倍になると荷重に対してのゆがみは8倍になる。また咬頭が機能的荷重の下で歪む時、高い応力が窩洞の内部の線角において誘発される、この事がマイクロクラックを生じ、最終的には咬頭の疲労破折に繋がると考えられている[14]。

オランダの一般開業医28人から得られた3カ月間の46,394人の患者のデータから238症例の咬頭破折が確認された。このデータから大臼歯において発生率が高く、上下顎非機能咬頭が高い確率で破折を起こしていた。また多くの症例で3面以上の修復がなされ、統計学上、根管治療の既往と歯肉縁下破折との関連を明らかにした[15]。

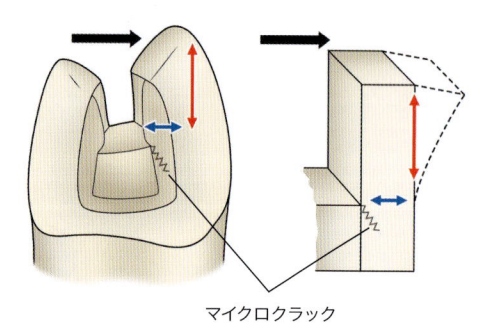

図60　咬頭の高さ（赤矢印）。咬頭の幅（青矢印）とすると、この咬頭の基底部（幅）より高さが2倍になると荷重に対しての咬頭のゆがみは8倍になる

❺治療計画

破折部分を除去した後の残存歯質量によって、接着による直接修復か、全部被覆冠もしくは部分被覆冠による咬頭の補強を伴う歯冠修復処置が必要になる[16,17]（図61・62）。根管治療や生活歯髄療法は咬頭破折が歯髄腔に及ぶか、結果として不可逆性歯髄炎になった時以外必要はない。

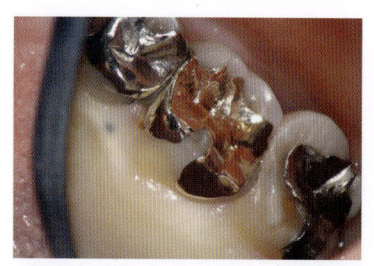

図61　|6 近心頬側咬頭、|7 近心口蓋咬頭に破折線が確認できる。また |6 近心口蓋咬頭は修復物の内部ですでに破折を起こしていた

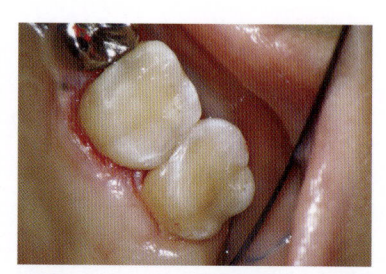

図62　コンポジットレジンにて修復。|6 近心口蓋咬頭、|7 近心口蓋咬頭は被覆されている（4章症例6参照 P.118）

3. クラックトゥース（Cracked Tooth）

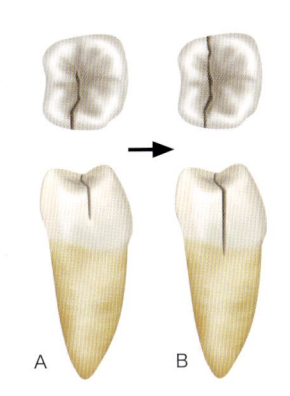

図63 クラックトゥースにおける典型的な破折線の発生部位とその範囲
(A) 下顎右側大臼歯咬合面及び遠心隣接面観：破折線は歯冠部に限局している
(B) 破折線の近遠心辺縁隆線を含み歯根まで及んでいる。通常修復物はなく、隣接面観において破折はより中心に位置している

　クラックトゥースは歯冠から始まる不完全破折で通常近遠心的に片側もしくは両側の辺縁隆線を通り、隣接面、歯肉方向に伸びる。歯冠部の破折は歯冠部のみに位置するか、または歯根にまで及ぶ場合もある（図63）。その形態から不完全破折や若木破折などと表現されることもある。1964年にCameron[18, 19]は臼歯部の生活歯において象牙質、場合によっては歯髄まで及ぶ不完全破折をクラックトゥースと定義し、クラックトゥースシンドローム（CTS）という用語を初めて使用した。症候群（シンドローム）とは、通常原因不明ながら共通の病態（自覚症状、検査所見、画像所見など）と様々な症状を示す疾患に付けられる名称である。クラックトゥースの原因はわかっているが、クラックの検知が難しく、様々な症状を呈するためこのような用語が使われるのであろう。我々の臨床においてAAEの分類に当てはまる典型的なクラックトゥースだけではなく、様々な部位にクラックが発生していることがある。そのためこの項ではAAEの他の分類に当てはまらないCameronの定義したCTSの広義のクラックトゥースも含ませていただく。

　咬頭破折と比較して、破折は中央溝よりで深部に達することが多く、それにより歯髄や根尖周囲組織への影響が出現する場合が多い（図63）。咬頭破折のように修復物が存在する場合、破折は中心に位置しないことが多い。理由は咬頭内斜面にかかった力は窩洞の線角部分に集中し破折方向も力の方向と同じ方向に伸びるからである。修復物が大きければ破折線は歯髄から離れるため重篤な症状を呈さない場合が多い。しかし小さい修復物が存在する場合、破折線はより深く、歯髄腔に近づき症状も重篤な場合が多い。また修復物が存在しなければ前述のように破折はより中心に位置する（図64）。

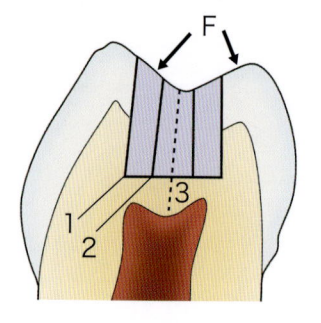

図64 臨床において破折を起こした歯の破折線は咬頭の内斜面上にかかった力の方向とほぼ平行に広がる傾向がある

F　かかった力の方向
1　大きな修復物が存在する場合の破折線の広がり
2　同様に小さい修復物の場合
3　修復がされていない場合

❶発生部位

最も発生頻度の高い歯種は下顎の第二大臼歯[20, 21]でCameron[19]の報告では67％、Hiatt[22]の報告では69％と言われ、またCameron[19]は修復された最後方歯に多いと報告している。次いで下顎第1大臼歯（図65〜67）、上顎の小臼歯である。破折線が頬舌的に発生することはほとんどない。また、前歯では起こらず、下顎の小臼歯に発生することも稀である。Cameron[19]、Ehrmannら[23]は下顎第二大臼歯でのクラックトゥースシンドロームのより高い発生率は顎運動が「3級梃子」効果の原則に基づくため、顎関節、いわゆる支点により近い対象物（大臼歯）に負荷がかかる事と関連付けている。

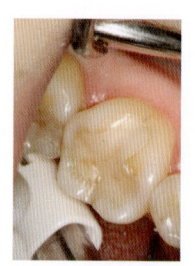

図65　患者は歯科衛生士で咀嚼時の疼痛が主訴であった

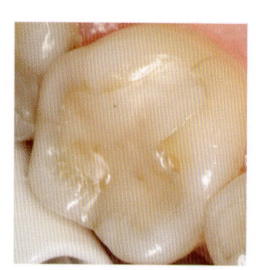

図66　クラックトゥースを疑い、顕微鏡下での診査を行った

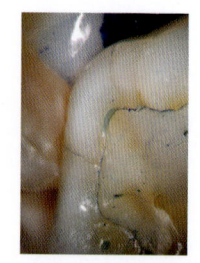

図67　破折線を明確にするためにメチレンブルーにて染色を行った。顕微鏡で更に強拡大にした画像。破折線がよりはっきりと確認できる。この患者は被覆型の暫間冠にて症状が消失したために、歯内療法を行わずに最終修復処置を行った。将来的に歯内療法処置が必要になるリスクは説明済みである

❷症状

　所見や症状は、クラックの進行度によって多種多様である。典型的なものは咀嚼時の痛みと、温度変化、特に冷たいものによる誘発痛である。また噛んだ後に咀嚼力を開放したときの痛み（リバウンドペイン）も特徴として見られる[18、23、24]。その他甘いものによって痛みが誘発されることもある[22、25]。これらの痛みは動水力学説によって説明される細管内溶液の移動によって起こる[24]。

　クラックが歯髄に及んだり、クラックからの微少漏洩が起これば歯髄や歯根膜症状を呈する。

❸診断

　クラックトゥースは先に述べたように、様々な症状を呈する。また予後はクラックの場所と範囲に左右されるため、クラックの検知、適切な診査、検査が正確な診断を導き、より良い予後を約束するが、初期の段階では裸眼で見ることも染色剤で染め出すこともできない場合が多い。咀嚼時の疼痛や冷刺激に対する瞬間的な鋭い痛みなどが、唯一の手がかりとなるであろう[24]。

　また問診によって得られた症状の変化なども有力な情報となる。例えば、『数日前に硬い物を噛んでから、噛むと痛い、冷たい物が凍みるようになった』など。他の破折との鑑別において歯髄や歯周組織に影響を及ぼさない限り、咬頭破折と区別するのは非常に困難である。前述のように、透過光検査によって、もしクラックであればその位置で光は遮断されるので、光が通過するクレーズラインとの鑑別は可能である（前項参照）。

　修復処置の既往は咬頭破折の診断では参考になるが、クラックトゥースでは修復物の下に破折線が隠れているケースが多いのであまり参考にならない。実際に修復物除去後に破折線が発見されることも多い[26]。しかしながら、う蝕や修復処置の既往がない歯牙であっても、クラックが起こる可能性があることも忘れてはならない。Ehrmannら[23]は症例の多くは修復されていないか、1級程度の修復があるだけで、またカリエスもないものが多かったと報告している。

　破折線が発見されたら咬頭破折、クラックトゥース、スプリットトゥースの鑑別診断として楔力検査を行う。診査で歯質片の動きがないようであれば、クラックトゥースが最も疑われる。咬頭破折では軽度の力で当該咬頭が離断してしまうので、歯質片が動揺することはない。スプリットトゥースの場合は、破折線が歯根の深い位置に到達しているため、楔力により歯質片が動揺する。破折線の位置も、咬頭破折とクラックトゥースの鑑別診断の参考となる。クラックトゥースは咬頭破折と比較して、より咬合面中央側より発生している場合が多い。破折線が歯髄に達している場合は、温度刺激に対して刺激を除去しても長引く痛みを訴えたり、不可逆性歯髄炎、歯髄壊死、根尖性歯周炎に関連した軽度から激しい痛みを訴えることもある。

❹病因

病因は一般的に異常な咬合力と医原性の手技的問題と関係があると言われている[27]。誤って硬い物を強く噛んだり[7, 28]、歯ぎしりのようなパラファンクションもクラックトゥースの発展に関連すると言われている[21]。咬合面ファセットの存在は偏心での咬合接触や、有害な側方力の既往を連想させる。修復処置において過度の窩洞形成や充塡時の応力集中も原因の1つと言われている[30]。しかしながら先ほど述べた様にクラックを有する歯の60％に修復物が無かったとの報告もある[31]。

クラックトゥースの考えられる病因を（表3）にまとめる。

表3　CTSの病因の分類　文献32）より引用改変

分類	病因	例
修復時	不適切な窩洞形成	●窩洞の過剰形成 ●不十分な咬頭の保護
修復時	応力集中	●ピンの応用 ●適合の良い修復物合着時の動水力 ●充塡時の物理的な力（例：アマルガム充塡） ●接着性レジンの窩洞との間に生じる周期疲労
咬合性	咀嚼時の偶発事故	硬いものをいきなり強い力で噛む
咬合性	有害な水平力	偏心位、または運動での咬頭の接触や干渉
咬合性	機能的な力	治療されていない大きな齲窩に生じる周期疲労
咬合性	非機能的な力	ブラキシズム等
発生学的	不完全な石灰化領域	未修復歯でのCTSの発症
その他	熱疲労	エナメルクラック
その他	異物	舌ピアス
その他	診療器具	高速回転ハンドピース

❺治療計画

クラックトゥースの治療は、破折線の位置や範囲によって選択すべき処置が異なる。また治療＝修復処置の目的は症状の軽減、さらなるクラックの伝搬防止、細菌侵入の防止である。

❻修復法：破折部分の固定のため修復項目は4つに分けられる。

a. 即時治療
b. 直接法　歯冠内修復咬頭被覆無し（インレー）
c. 直接法　咬頭被覆（アンレー）
d. 間接法　歯冠内修復咬頭被覆無し（インレー）、間接法　咬頭被覆（アンレー、クラウン）

ⓐ即時治療

不可逆的損傷を避けるために直ちに行え、簡単な方法が推奨される。以下治療の種類を表にまとめる。（表4）

表4　CTSにおける即時治療の種類　文献33)より引用改変

咬合調整		短期的に有効、わずかな侵襲
破折の固定	カッパーバンド	調整困難、歯周組織に刺激
	矯正用バンド	調整時間、医院によっては準備されていない
	暫間冠	侵襲が大きい、時間がかかる
	CRによる固定	時間がかからない、安価、暫間冠に比べて侵襲が少ない

咬合調整

咬合調整はさらなる破折の伝搬を防ぐためだけではなく負荷（パラファンクションや側方運動での咬頭干渉も含む）による症状の緩和のため推奨される[34]。しかし食塊が介在すれば負荷がかかり、咬合調整だけでは破折の伝搬や漏洩の防止、症状の改善は見込めない。そのため次項の固定が必要になる。

破折の固定（暫間的）

◉バンドによる固定

さらなるクラックの重篤化を防止するため、きつめのバンドで固定をする。歯周組織を刺激しないステンレスの矯正用バンドが推奨される[35]。咬合の干渉をしないように注意しカルボキシレートセメントで合着する。2〜4週後に再評価を行い、この時に症状が消失すれば診断の正当性だけではなく、固定の成功も評価される[23]。

しかし温度刺激による長引く誘発痛などの不可逆性歯髄炎の症状が明らかであるなら、根管治療が行われるべきである。このときバンドは根管治療が終り、最終補綴が行われるまで装着しておく。

バンドによる固定は安価で、最小限の侵襲で効果的である。

ただ一般開業医で矯正用バンドが必ず準備されている訳ではないので代替法を考慮しなくてはならない。

◉暫間被覆冠による固定

既製のクラウン（もしくはカスタムメイド）をバンドと同じように利用する。しかし確定診断ができない上で、歯を削ると言う侵襲が加わる事と、時間、若干の費用も必要となる。

コンポジットレジンによる固定

比較的新しいコンセプトで十分な文献の裏付けはないが、コンポジットレジンで歯の表面を覆い、破折部分の固定を行う方法。咬合面のみ1～1.5mm削除後、レジンを築盛し、軸面の隅角まで延ばす[36]。

すぐに痛みを緩衝できるし、保存的で比較的侵襲が少ないのでバンドが無い場合に有効。

ⓑ直接法　歯冠内修復咬頭被覆無し（インレー）

時間、費用も比較的必要としないが、適応症が限られる。

アマルガム修復

アマルガムには接着性がないので、破折部分を拘束する効果が薄い、そのため補助的にピンなどが併用される。しかしピンの使用自体が更なる破折をまねくリスクがあるため、今では接着が用いられる。歯面処理したエナメル、象牙質に接着性のライナーを使用する"bonded amalgam restoration"接着アマルガム修復である[37]。

MOD窩洞において接着アマルガム修復を用いて充填を行った場合では、接着を用いない物より破折抵抗が高かった事が報告されている[38,39]。

コンポジットレジン修復

Opdamらは直接法のコンポジットレジン修復（咬頭被覆しない）で21人の痛み（咬合痛、瞬間的な冷温水痛）のあるクラックトゥースに処置を行ったところ、75％の患者に症状の改善が見られたという[29]。

またその後Opdamら[40]の2008年の報告で、症状のあるクラックトゥース（術前にアマルガム修復がされている）41歯にレジン修復（充填20歯、咬頭被覆21歯）した7年予後において充填のみの年間失敗率は6％であった。

また充填処置された物のうち3本は根管治療が必要になり、そのうち2本はVRFで抜歯かヘミセクションされている（統計学的には歯髄生存率も歯の生存率も有意差なし）。

仮定として咬頭被覆の欠如は修復物あるいは残存歯質に繰り返される荷重や重合収縮が充填物方向に起こるので、咬頭がたわむ。さらにこれらにより接着層の破壊が起き、修復物やひいては歯を破折に導くかもしれない。

Geurtsenら[41]の報告によると咬頭被覆なしの接着性修復の破折抵抗は窩洞の頬舌幅が咬頭間距離の半分を越えると有意に弱くなってしまう。

以上のことから直接法における歯冠内修復はクラックトゥースにおいて適応症に限りがあり、Cameron[19]の唱えた"peripherally located crack"、中心に位置

しない周辺に見られる小さいクラックであればクラック部分を削除しこのような保存的な修復で良いかも知れない（図71・72）。

ⓒ直接法　咬頭被覆

アマルガム咬頭被覆

　1991年にHood[14]がアマルガム咬頭被覆させられた歯がインタクトな歯と同程度の破折抵抗を持っていたと報告した。それ故に、Homewood[11]はクラックトゥースにおいて咬頭被覆することを支持した。そして接着を使わないアマルガム咬頭被覆の成功率を93％と報告している。

　しかし前項で述べた様にアマルガムには接着力が無い、そのため咬頭の維持のためピンが必要になる[42]。

　ピンを植立するためには4mm咬頭を削除しなければならないが接着を利用する場合は2mmで良い。また前項で述べた様に接着の利用は破折抵抗を上げ、ボンディングの利用により漏洩の防止も期待できる。Davis[42]の報告ではクラックトゥースに接着を利用したアマルガム修復と利用しないものでは症状の改善に違いが見られた。接着を利用しないものは温度刺激による症状の改善はみられなかったが、利用した物には改善が見られた。

　この事は接着の利用による歯質削除量の減少、または漏洩の防止が温度刺激による歯髄反応の違いを生んだと考察できる。結論としてアマルガム咬頭被覆は有効であるがアマルガムの維持と漏洩の防止のため接着を利用したアマルガム咬頭被覆が推奨される。

コンポジットレジン咬頭被覆

　*in vitro*での小臼歯を用いた咬頭被覆ありの修復と無しの修復での破折抵抗の違いは、有意に被覆した方が高かった[43]。

　この事はOpdamら[29、40]のclinical studyによっても示されている。

　2008年の報告では生存率は100％。調査期間は6〜7年で21症例全てに温熱痛や咬合痛が改善している。同様の報告がHomewood[11]によってもされている。

　クラックトゥース症例へのコンポジットレジンの応用は脆弱化した咬頭にかかる応力を減少させる効果があるようである。この効果はおそらく、いくつかの要因の組み合わせによって得られるものであろう。すなわち、コンポジットレジンそのものが、咬頭の剛性を増強し、咬合面にかかった荷重をクラックからそらし、そして軸面、あるいは歯牙長軸に向かわせるように荷重の再配分を行なうことによって、ある程度の"ショック吸収効果"を持っているからである。また咬頭の削除は荷重に対する咬頭のたわみを減少させるであろう。このことは、症状のマネージメントに役立つし、

接着界面にかかる応力を減少させ、修復物の寿命を増すことにもなる。そして内側性窩洞では重合収縮が充塡物方向に起こるので、咬頭がたわむ。これは破折を引き起こす可能性を持ち、また収縮が充塡物、接着界面に起こり、クラックを固定するのに失敗するかもしれない。しかしこの重合収縮の特色は後に述べるCRアンレーにとって成功の鍵となる。それはCRがクラックを咬頭と共に取り囲み、材料の収縮が修復物の中心へ向かって起きるため、固定の助けとなると言われている[44]。

Van Dijken[45]の報告では直接法CRインレー、アンレーの11年予後の成功率は72.7％。失敗は材料の破折、摩耗と二次カリエスが主な原因であった。またBartlettら[46]はこの材料の耐久性における問題から直接法であろうが、間接法であろうが臼歯部にCRを使用することを警告している。

材料の耐久性に問題は残るものの、短〜中期的な予後において接着アマルガムとコンポジットレジンのような可塑性材料の使用がクラックトゥースに適用される時、費用対効果と時間の節約だけではなく臨床症状の軽減に有効であるように思われる。

ⓓ間接法歯冠内修復咬頭被覆無し（インレー）、間接法咬頭被覆（アンレー、クラウン）

インレー修復

従来の接着を応用しないインレー修復が楔効果によって窩洞内で維持力を発揮する。それは窩洞内から外側方向へ圧力を及ぼす可能性を持っている[47]。また間接法においては暫間充塡物が必要になり、その間も咬合などの荷重は掛かり続ける。さらには印象時のパターン撤去のためアンダーカットを削除する必要があり、直接法に比べ歯質削除量が多くなる。以上のことから従来の接着を応用しない間接法インレー修復はクラックトゥースに適用する利点がない。

咬頭被覆

咬頭被覆無しの直接歯冠内修復が症状のあるクラックトゥース修復に用いられるが窩洞の頬舌幅の広い窩洞において残存歯質の保護、補強のため咬頭被覆の必要性が唱えられる[39]。しかし直接法での咬頭被覆は即時に歯質を保護でき、比較的安価であるので理想的ではあるが、隣接面コンタクトや咬合接触点の回復など高い技術が要求される。また材料の耐久性の問題も挙げられる。そのため接着性金属アンレーはクラックトゥースに適用される侵襲の比較的少ない間接法として提案される[48,59]（図68〜70）。

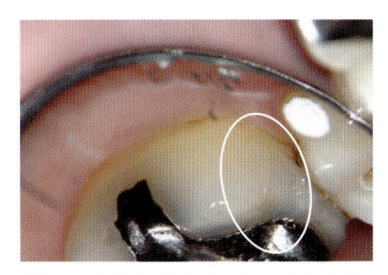

図68 修復物隅角部に破折線を確認 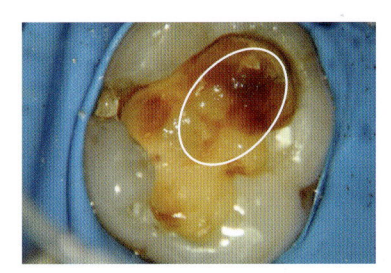　図69 充填物を外すと、窩底部に伸びる破折線を確認。伸びた先の変色も注目 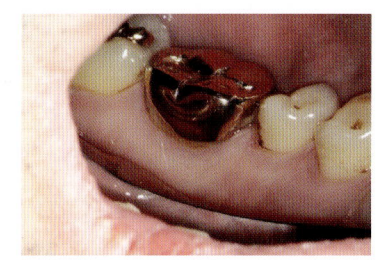　図70 暫間冠装着によって症状消失を確認したのち、咬頭被覆冠によって修復

　その他セラミックアンレーも有効であるが長期予後の報告がない[50]。またメタルアンレーより多い歯質削除量、セメンテーションの刺激、暫間冠製作時、最終修復物合着までの唾液、微生物の刺激など、歯髄損傷のリスクが高まる[29]。もし歯髄症状が出れば、歯内療法が必要になり、ポーセレンアンレーの再製を必要とするかも知れない。

　間接法コンポジットアンレーは直接法の代替である。Bruntonら[51]は症状のあるクラックトゥースに有効と報告している。しかしメタルアンレーと比較すると削除量が多いが隣接のコンタクトや解剖学的形態、咬合関係が与え易い。ポーセレンと比較した場合、形成量は同じであるがレジンは調整と修復が簡単である。また咬合面の研磨面は対合歯の摩耗を回避できる。

　間接CRアンレーは根管治療が必要になった場合も当初の目的である固定の役目を果たし、またそのリペアも簡単である。

　その他間接法CRアンレーの利点として、圧縮力を吸収するためポーセレンと比較して歯構造にかかる衝撃を57％減らす事ができる。これはCRの低い弾性係数によると思われる。

　クラックのさらに程度が進んだ進行を妨げることにおいて、クラックトゥースに伝達される荷重の削減が重要である。

　Bruntonら[51]はセラミックアンレーと比較してCRアンレーによって回復させられた小臼歯が高い破砕抵抗性を示すと報告している。

⊙ 予後調査

　間接法CRアンレーを装着されたクラックトゥースの予後調査においてSignoreら[52]の、43歯の痛み（咬合痛、瞬間の冷温水痛）のあったクラックトゥースに施した間接CRアンレーの後ろ向き6年予後調査報告によると、生存率は93.02％（症状も消失している）であった。以下は行われた修復法の詳細である。

　窩洞の幅は中央窩から咬頭間距離の1/2を越えない、影響を受けた（クラックのある）咬頭は削除。全ての窩洞はまず、直接法にてCR充填され咬合面は

1.5～2.0mm削除。全てのマージンはエナメル上で通常は歯肉縁上に設置された。合着は3ステップの歯面処理、ボンディングを使用し低粘稠度のレジンセメントによって行われた。

　このことから間接法CRによる咬頭被覆は臼歯部における不完全破折において有効な方法となるかもしれない。

◉欠点

　これら間接法は直接法の欠点を克服でき、CRを利用すれば修理も可能である。しかしフルカバレッジよりは比較的少ないものの形成量は多くなる。また暫間冠が必要となるため費用と時間がかかるのが欠点であろう。また咬耗の徴候を示す患者にCRを使用する場合には注意が必要である[46]。

全部被覆冠

◉利点

　Gutherieら[53]は臼歯部のクラックが歯頸部方向に伸展するため全部被覆冠（フルカバレッジクラウン：FCK）を支持した。FCKにより供給された抵抗様式は咬合力を形成された歯に分配し、それによってクラックに伝わる応力を最小にする。クラウンの維持はクラウン内面、支台歯軸面とセメントの摩擦によってえられ、それらはクラックを固定する。

◉欠点

　しかしフルカバレッジクラウンの適用されたクラックトゥースにおいて、根管治療が必要になるケースが多いと言う報告もある。

　CTSにおける即時のアクリルレジンクラウン装着の評価がGutherieら[53]によって行われ、11％が失敗し、失敗したもの全て根管治療が必要になった。

　Krellら[54]のクラックトゥースと診断された歯の6年予後調査において、臼歯127本の可逆性歯髄炎症状の歯でフルクラウンが適用された物のうち、最初の6ヵ月で21％が失敗し、根管治療が必要となった。

　種々の研究がフルカバレッジクラウンの適用後、歯髄が失活する割合を15～19％と報告[55,56]している。

　これらの調査における失敗率を多いと判断するかはさておき、失敗の原因は支台歯形成による歯髄への影響もあるかもしれないが、クラックの範囲が正確に検知できない事や、術前の歯髄の病態を正確に診断できない事の方が大きな要因のように思える。

　クラックトゥースのために様々な最終修復物やテクニックが述べられ、限られてはい

るがそれらの有用性を示す証拠はある。クラックトゥースの予後に影響を与える因子はクラックの位置と範囲、修復介入の時期、そして固定する修復（補綴）の種類である。

　従来の間接法フルクラウンとアンレーが上記の目的のため歴史上ゴールドスタンダードとして用いられ[54]、接着を利用したメタルアンレー、間接法CRアンレーがクラックトゥースの（若干の）予後を約束するが、歯を削らない事は長期の予後を約束するだけではなく、不可逆性歯髄炎のような歯髄の損害を防ぐ事になる。そのためクラックトゥースの予後において、Cameronの唱えた"peripherally located crack"、中心に位置しない周辺に見られる小さい（距離の短い）クラック（図71・72）であればクラック部分を削除し、窩洞が頬舌幅の1/2を越えなければ、咬頭を含まない直接CR充填によって修復することは合理的で許容できると思われる。

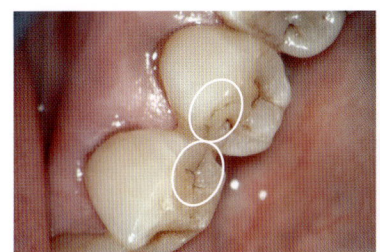

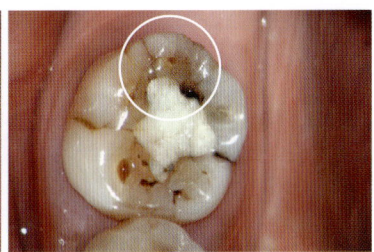

図71・72　AAEの分類には当てはまらない歯冠のさまざまな位置に見える多数のクラック

　またCameronの提唱する"centrally located crack"中心に位置する大きな、もしくは歯髄に及ぶクラックが存在する場合、ただちにステンレスバンドを装着し、さらなるクラックの重篤化を防止し、咬合接触部分を削除して症状の軽減を図る[30]。先に述べたように2～4週後に患歯を再び診査し[35]、もし不可逆性歯髄炎の症状が明らかであるなら、根管治療が行われるべきである。

　そして破折線が深く進展している場合の最終修復は咬頭被覆冠（フルクラウン）でクラックの入った部分を外側から囲み拘束し、咬頭を保護する必要がある[56,58]。Brianは咬頭にかかる力を緩衝し、クラックの伸展を防ぐため（図73・74）のようなプレパレーションデザインを推奨した。

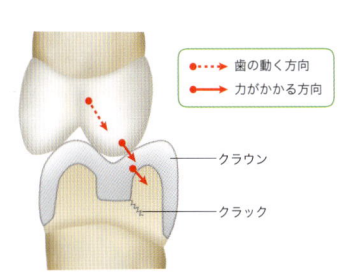

図73　咬頭内斜面に➡（実線）方向の力がかかりクラックを広げる向きに働く

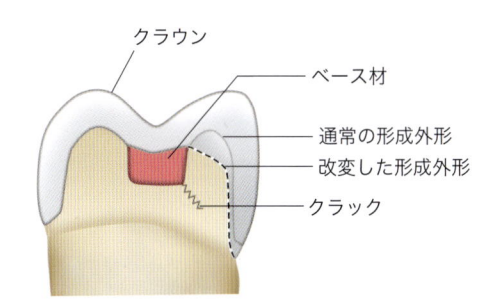

図74　Brianの推奨する形成デザイン。図は隣接面方向から見た歯冠部。内側性の窩洞は接着性材料で充填して咬頭内斜面に力がかからないように咬頭を図の斜面のように形成する。マージンはクラックを押さえ込むように歯肉方向に延長する

しかしながら、このクラックの位置や範囲を正確に知ることは非常に難しく、最も適した治療法の選択に混迷することも多い。クラックの位置を特定できたとしても、すでに述べたとおりその範囲を知ることは非常に困難である。またクラックが深部に伸び歯根や分岐部までに及んで、まだ分離していない状態が治療法決定において最も困難である。

利用できる限られたデータからクラックトゥース修復の予後転帰を考慮した時、直接咬頭被覆修復、症例を選んだ直接CR充填は最も有益であると結論づけるのは正当であろう[29,40]。

しかし、咬頭の被覆が充填処置より咬頭の剛性を上げると言う報告[59]、さらなる重篤な破折の予防的処置として、（究極的には）破折の位置や範囲に関わらず、内側性窩洞に接着性修復（例：接着アマルガム、接着性レジン）を行い、クラック部分を外側から拘束するためフルカバレッジクラウンを装着する事が理想と思われる[60,61]。

Opdamら[29,40]はクラックトゥースにおいて先ずは即時・短期的な処置として直接接着法で修復されるべきであり、間接法は初期の症状が消えたのちにされるべきであると述べている。またそれらの適用は費用対効果が高くて、能率的であるが、直接法で行う咬頭被覆は術者の能力に非常に依存している。そしてさらに、若干の歯質の削除が必要とされる。

クラックの位置、範囲の検出だけではなく、歯髄と根尖部歯周組織の診断が最終の治療計画を決定する。診断により、不可逆性歯髄炎、歯髄壊死、根尖性歯周炎と診断された場合にのみ根管治療を行う。治療は、予後に影響を与える要因を熟考してから開始することを忘れてはならない。図75はLynchらが提唱する治療法選択のフローチャートである。

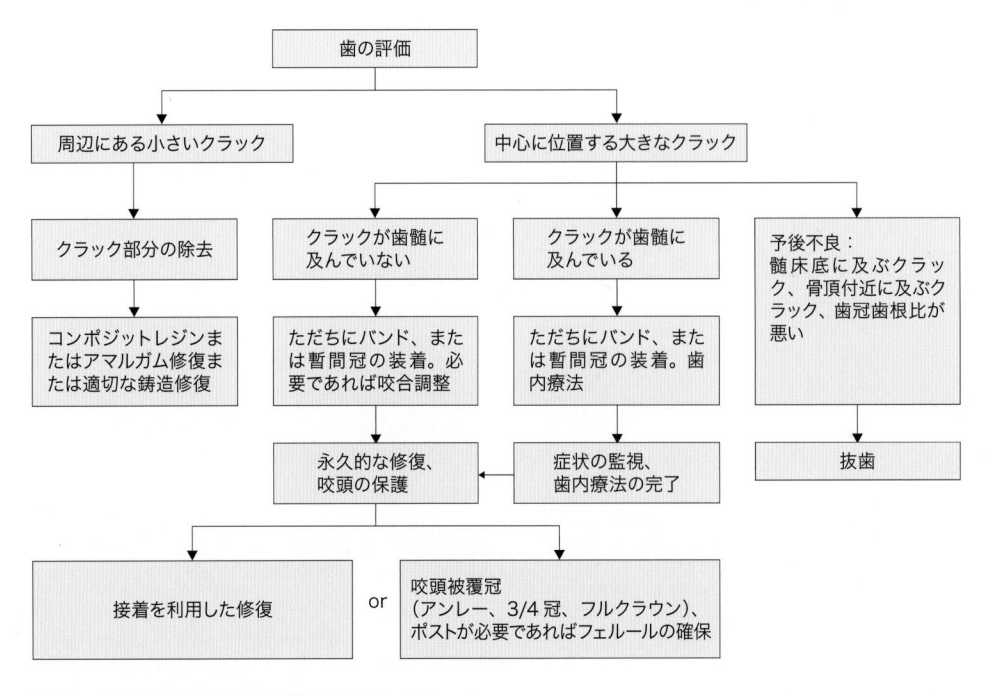

図75　CTSにおける治療法選択のフローチャート
文献62)より引用改変

❼診査：予後に影響を与える因子～治療法

ⓐポケット検査
　プロービングによりポケットがないことがクラックの存在を否定することにならないが、深くて、狭い限局したポケットは予後不良を示唆するかもしれない。

ⓑエックス線検査
　所見は歯髄と根尖周囲組織の状態によるが、クラックに対して得られる情報はほとんどない。しかし垂直性や根分岐部の骨欠損は、進行したクラックである可能性がある。

ⓒ歯髄生活性検査
　エックス線検査同様、歯髄生活性（感覚）検査はあまり重要ではないが検査が（−）であり、感染が起きていれば予後を左右する要因になる。

ⓓバンディング
　もし噛んだときの痛みだけが症状であれば、きつめの矯正用バンドをセメント合着することは、クラックに対する適当な治療法を選択する有効な手段となる[63]。

　バンドが破折線の開閉を防止することで咀嚼時の疼痛を除去できたならば、全部被覆冠が問題を解決する手段となるであろう[23]。

　装着後もなお温度刺激による知覚の過敏を訴えるようであれば、クラックは歯髄の近くまで達していることが予想され、根管治療とその後の全部被覆冠が適応となる。

ⓔ窩底部もしくは隣接面のクラックの処理
　窩底部や隣接面に明らかなクラックが存在する場合は以下の事項に注意する。

<u>窩底部</u>
　破折線の削合は、歯髄までクラックが達しているかに関わらず、クラックの最深部を決定することの助けになる。この削合は歯内療法処置が必要になった場合に形成する理想的なアクセス窩洞の領域内で行う。しかしながら最深部において（染色し）クラックがなくなったからといっても、視認できる範囲よりさらに深部まで伸びている可能性があるということを忘れてはならない。

隣接面

エナメル象牙境より下部に及ぶ隣接面外側の破折線の削合はたいていの場合、禁忌である。クラックの範囲の情報を得ることができるが、その代償として修復不可能な状態になり得るからである。辺縁隆線やその周辺の健全歯質の削合は、破折抵抗性を著しく減弱させることになる。一方、クラックを残しておくと、細菌の侵入を許してしまうことを忘れてはならない（図76〜78）。

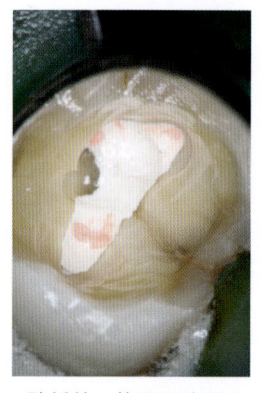

図76　破折線の範囲を確認のためにどこまで削除していくかは、大変判断の難しいところである。削除をしすぎれば修復処置が困難になり、破折線を残しすぎれば、細菌の侵入経路を残すことになる

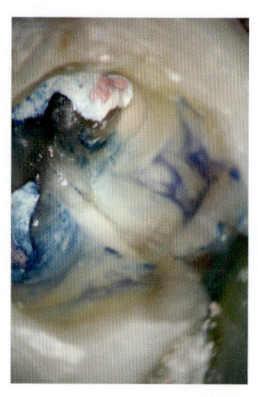

図77　染色を行いながら破折線を追求していく

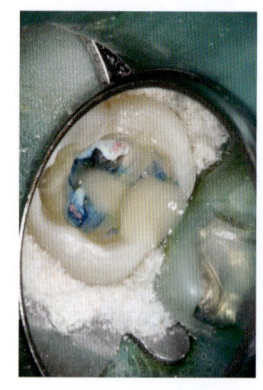

図78　付着の喪失がなければある程度のところで削除をやめて、フロアブルレジン等で細菌の経路を封鎖することも選択肢の一つになるであろう

ⓕ アクセス窩洞（根管治療時）

バーで破折線を追う際に、アクセス窩洞形成を一気に完成させようとするのは避けたほうがよい。なぜなら、破折線はその実際の終末位置よりだいぶ以前に見失うことが多く、健全歯質の不必要な削除をしてしまう恐れがあるからである。

また、アクセス窩洞の染色は、破折線を見やすくする。アクセス窩洞を拡大鏡やマイクロスコープで拡大し、明るい照明で視認することは髄床底の破折線を確認するのに役立つ。破折線が部分的な横断であれば、最終的に全部被覆冠を装着するまでの間、矯正用のバンドや暫間冠等で破折が進展していくのを防止する。

破折線が髄床底を完全に横断しているようであれば、その予後はかなり悪いことが予想されるので、抜歯を考慮しなければならない。もし当該歯が治療計画上重要な歯牙であれば、分割抜歯などで保存の可能性を探る。破折線が髄床底を完全に横断し、なおかつ深い歯周組織の欠損が認められる場合や、楔力によって歯質片が動揺するようであれば、その予後はホープレスである。

プロービングデプス、画像診査、バンディング時の痛みの消失など、様々な要因が予後に影響し、それらの各々が治療を進める前に慎重に評価されなくてはならない。クラックの範囲を確定することが困難である限り、患者には所見と予後、そして全ての治療選択肢を伝えるべきである。

※根管治療時〜治療後の注意点
根管充填中の楔力には、クラックを拡大させてしまう可能性があるので注意が必要である。接着を用いた築造処置は破折拡大防止の補助となる可能性がある。楔効果を及ぼすポストの設置はなるべく避ける。

❽予後

　クラックトゥース症例では、いかなる場合も予後がQuestionableであることを患者に十分説明しなければならない。これらの予後を示す十分なエビデンスは現時点ではほとんどないものの、このことはクラックが時間とともに拡大していく傾向にあるという原理に基づく見解であり、患者は治療が失敗に終わることに対する精神的な準備をしておくことが賢明であろう。患者は、最終的に抜歯になる可能性を十分に理解している必要がある。また、咬頭被覆型の修復処置は成功を保証するものではないものの[64]、多くのケースで有益性を示していることも事実である。最も重要なことは発見された所見とそれに基づく予後、そして治療の選択肢を、患者に十分に説明しておくことである。

　クラックトゥースの予後はクラックが明確に視認できない、またはクラックが窩底部に及んでいない、そしてバンディングやテンポラリークラウンの装着によって痛みがなくなった時に良いとされる。しかし、たいていの場合は治療は成功するかもしれないが、場合によってはクラックトゥースがスプリットトゥースに発展し、抜歯を必要とするかもしれない。

　標本数に問題があり、限られた状況ではあるが2006年に発表されたクラックトゥースの予後報告では、不可逆性歯髄炎と診断されて根管充填された50本のクラックトゥースの2年生存率は85.5%であった。この調査では複数のクラック、歯列の最後方歯、歯周ポケットを伴った根管充填歯が生存率に影響を与える要因であった（抜歯に至る傾向にあった）[65]。

　また先にも述べたが、2007年には可逆性歯髄炎と診断され、127本のクラックトゥースの処置としてクラウンを装着された歯の予後調査では、20%の歯が6ヵ月の間に不可逆性歯髄炎、もしくは歯髄壊死に移行し根管治療が必要になったと言う報告が有る[54]。

　このようにクラックトゥースの予後は他の垂直性歯牙破折より可変的である。ただクラックの位置と範囲を確定することはいつ抜歯を選択するかの助けになるかもしれない。

クラックの存在位置により一般的には以下の順に予後が悪くなると予想される。
a. 歯冠部に限局した片側の辺縁隆線に存在する
b. 歯冠部に限局した両側の辺縁隆線に存在する
c. 辺縁隆線と隣接面窩洞内壁のみに存在する
d. 辺縁隆線と窩底部に存在する（修復物除去時に確認）（図69）
e. 片側の辺縁隆線から歯根にかけて存在する（視認困難）
f. 両側の辺縁隆線から歯根にかけて存在する（視認困難）
g. 辺縁隆線から根管口部にかけて存在する（図79〜81）
h. 辺縁隆線から髄床底にかけて存在する（図82・83）
i. 分岐部病変部周辺を含む（外科的もしくは抜歯時に確認）

上記の後半部（e〜）に属するクラックには、抜歯が適応される可能性が高いが、歯周組織の付着喪失を伴わない歯牙の抜歯の判断には慎重さをもつべきである。

❾予防
a. CTSの存在、病因の認識は不可欠である。
b. 窩洞形成時の歯質の保存
c. 修復時の応力集中の予防
d. 咬合の偏心接触の予防的除去
e. ブラキシズム、クレンチング等のパラファンクションに対しての予防

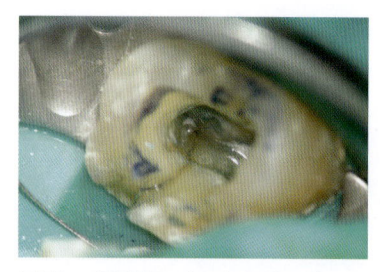

図79　咀嚼時の痛みと打診に強く反応。破折線は口蓋根管口部にまで及んでいる

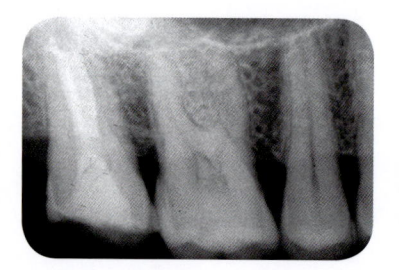

図80　根管治療後に症状は消失したため患者の同意を得て保存

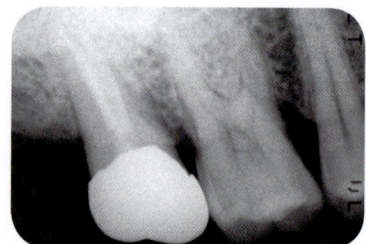

図81　同部位3年6ヵ月予後症状、機能ともに問題ない

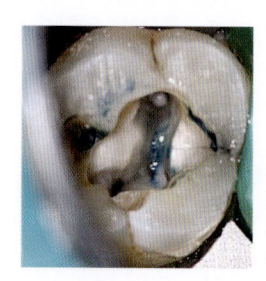

図82　クラックトゥースから不可逆性歯髄炎を発症し、抜髄を行った

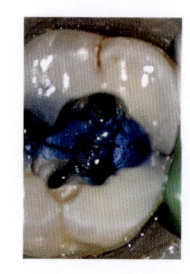

図83　診査の結果、クラックは髄床底を完全に横断していた。予後はホープレスである。抜歯を勧めた

4. スプリットトゥース（Split Tooth）

スプリットトゥースとは歯冠部から始まり、歯肉縁下に及ぶ完全破折である。たいていの場合、近遠心両側の辺縁隆線が繋がり、歯根隣接面に及ぶ（図84～91）。

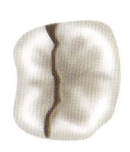

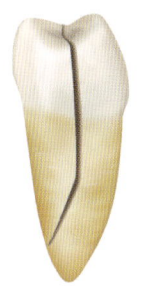

図84　クラックトゥースが進行して、破折線の終末が歯根表面に行き着いたケースをスプリットトゥースという

咬合面の破折線が中央であればあるほど、根尖部方向に深く波及することが多い。スプリットトゥースはクラックトゥースの成れの果てであり、破折は完全になり、全ての範囲に広がる。破折を含む根面は中央または根尖1/3で、通常舌側に伸びる。象牙質の連続性は無く、破折片は完全に分かれている（診査の項参照）。

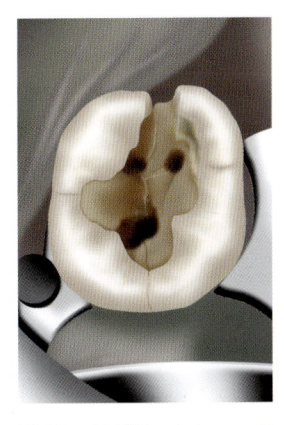

図85　スプリットトゥース咬合面観

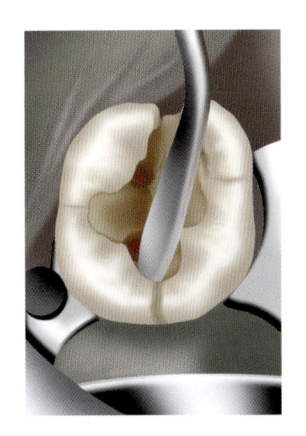

図86　楔力をかけると分断された部分が動く

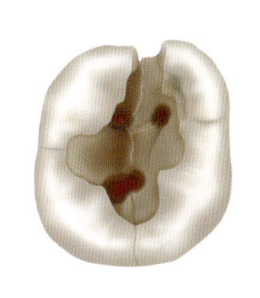

図87　抜歯した歯の咬合面観。破折線は窩底部を通り近遠心辺縁隆線を通過している

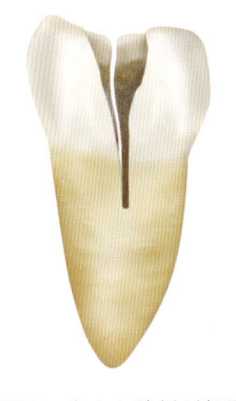

図88　完全な破折が根面に及ぶ

スプリットトゥースは突然起こる事が多く、それはクラックトゥースの長期経過の結果として起こる。

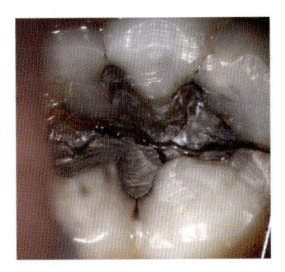

図89　来院時にはかなり明確に症状を再現できるので、スプリットトゥースは比較的診断がしやすい

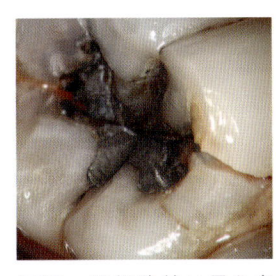

図90　辺縁隆線は最も応力がかかる部位である

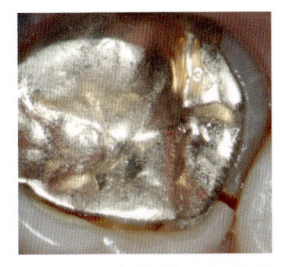

図91　辺縁隆線の空隙が明白

❶症状
　来院時にすでに明白になっていることも多い。スプリットトゥースの識別は、器具を窩洞に挿入し楔力をかけることにより容易にできる。患者は咀嚼による顕著な痛みや、顎、歯肉のうずきを訴える。

❷治療計画
　健全な状態でスプリットトゥースを保存することは不可能である。クラックの位置と歯根へ延長した範囲によって治療法と予後を決定する。
　動揺のある歯質片が歯頸部周辺で破折しているようであれば、残存している歯質片は救える可能性がある。いくつかの治療の選択肢を以下に示す。

ⓐ**破折片の除去と治療、修復処置の選択**
　出血のコントロールが可能であれば、マトリックスバンドの応用後、アマルガムや接着材料等で内側性の修復を行う。

ⓑ**暫間的な破折片の保存**
　破折した歯質片を残したままラバーダム装着、根管治療を終了させる。その後に接着性のレジンコアにて築造処置を行い、後に破折片を除去し歯冠修復を行う。マージンの位置は深くなる。

ⓒ**破折片の除去と歯冠長延長術または矯正的挺出**
　根管治療後に歯冠長延長術や矯正的挺出を行い、将来的に修復物のマージンになる位置を相対的に歯肉縁上に露出した後に歯冠修復を行う。しかしながら、多くのケースでは破折線の位置が深すぎて、適応にならない。

ⓓ**破折片の除去のみ**
　この選択肢はすでに根管治療と修復処置が終了している症例が対象となる。すべての歯髄腔は歯冠修復材料に満たされ、根管口が露出していないことが必須事項である。欠損部位は肉芽組織で覆われることになるであろう。歯髄腔は永久的修復物で覆われ、根管充塡材が露出してはならない。

5. 垂直性歯根破折（VRF：Vertical Root Fracture）

　定義上、真のVRFは歯根から始まる不完全または完全な破折とされる。破折は通常歯根の頬側または舌側面、もしくは頬舌側面を含む。
　破折の範囲は歯根部分から始まり、歯冠方向に伸び、歯頸部の付着部分にまで及ぶ場合もある（図92）。

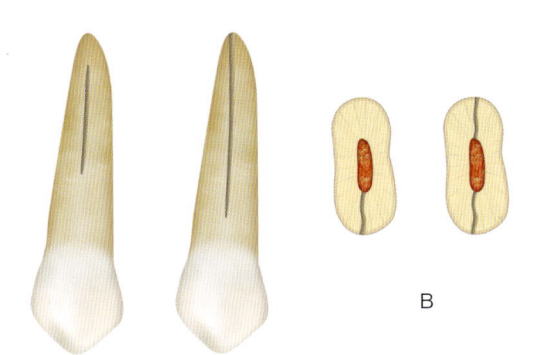

図92　VRFの典型的な破折部位
A：頰側面観
B：水平断面

破折は歯根の全長に至る場合、また部分的に限局して発生する場合と多種多様である。

❶症状

初期のVRFの所見や症状は非常に軽微であるため、一般的には根尖病変ができるまでは気づかれることは少ない。また他の疾患（歯周病、根管治療の失敗等）を含め同じ様な症状やエックス線画像を呈する他疾患が存在するため、診断は非常に難しい（図93〜96）[66、67]。

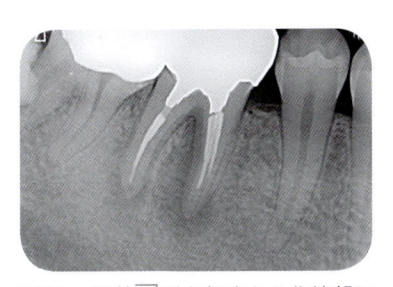

図93　術前 6| 近心根尖から分岐部にかけて透過像が存在する。頰側分岐部のポケットは8mmである。打診に強く反応し歯肉の腫脹がある。この時点で破折の視認はできていない。エンドペリオ病変もしくはVRFの疑いがある

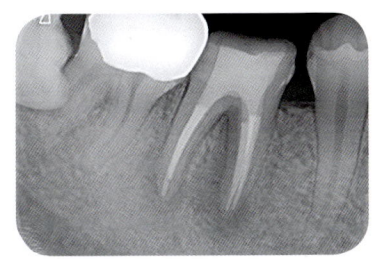

図94　術直後。症状は改善

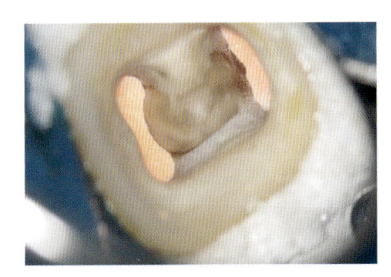

図95　根管充塡直後のチャンバー内写真。破折線は見当たらない

図96　17ヵ月後予後。エックス線透過像は改善している

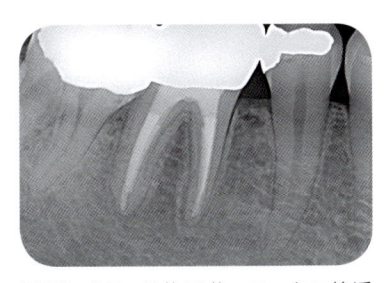

（東京都 ソフィアデンタルクリニック分院 梅田貴志先生 提供）

それゆえ診断には注意が必要である。なぜなら、VRF治療の選択肢は抜歯、もしくは抜根しかなく、診断を間違えてしまうと抜かなくてもよい歯や根を抜歯と診断してしまう可能性もあるからである。VRFの確定診断はあくまで視認である（図97〜101）。

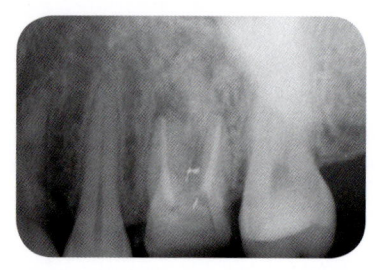

図97　症状が消退しないため紹介された

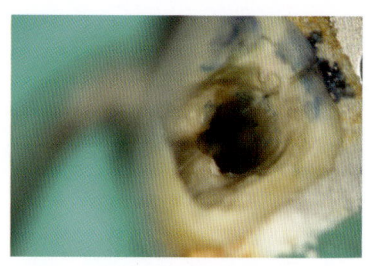

図98　口蓋根に根管内に続く破折線を確認。その位置に一致した深い限局したポケットもあったため抜歯を薦めた

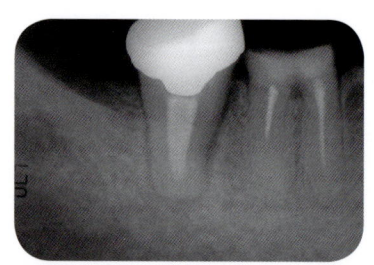

図99　術前。7|歯根近心面に透過像が確認できる

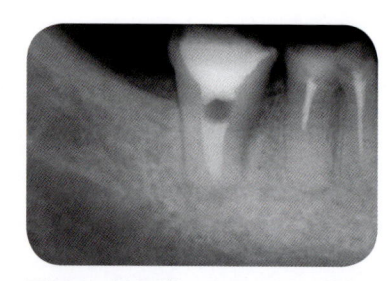

図100　近心ポケットは4mm。患者には破折の可能性を十分に説明したのち治療を行ったが症状は消退せず、再植の準備のもと抜歯

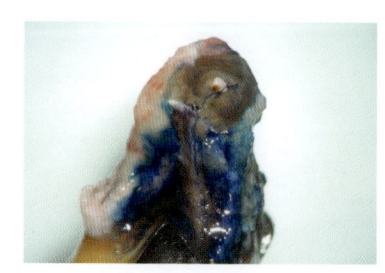

図101　根尖部から歯根の長さ半分まで及ぶ、破折線が確認できる

❷病因

いろいろな事象がVRFの病因と考えられているが、なかでも最も関係が強いのはポストの設置と根管充塡時の圧力（特に側方加圧充塡）といわれている。

近遠心的圧平度の強い歯根（例：下顎中切歯、小臼歯、上顎第二小臼歯、上顎大臼歯近心根、下顎大臼歯近遠心根）の頰舌方向がVRFの好発部位になる。丸い断面の歯根は破折に抵抗する傾向がある[68、69]。

しばしば患者は中等度の徴候と症状しか持たない。

歯は動揺があるかもしれないし、ないかもしれない、瘻孔もあるかもしれないし、ないかもしれない。歯科既往においてVRFのほとんどの歯が根管治療の既往がある[70]。

プロービング診査は有効である。VRFでは、幅が狭く深い限局したポケットが形成される[67]（4章症例10参照P.122）。

ポストの有無に関わらず、根管治療歯とそれに伴う付着歯肉上のサイナストラク

ト、そして狭い、孤立したポケット、これらに注意しなければならない。これらはVRFの特徴と考えられる。

　打診や根尖部圧痛診査はあまり有効ではない。

　画像診断において、つねに所見は変化する。まれに完全に分離した断片が見られるかも知れない（図102）。エックス線像は歯根の分離度が非常に大きなケース以外では、直接的に発見することはほぼ不可能である。しかしながら、VRFを疑わせる典型的なエックス線像（J-shape, Halo like, etc）（図103～105）[71、72、73]をよく知ることと、その他の診査結果を合わせることで、VRFの診断精度を上げることが可能である。CBCTも有効である場合があるが確定診断にはならない。

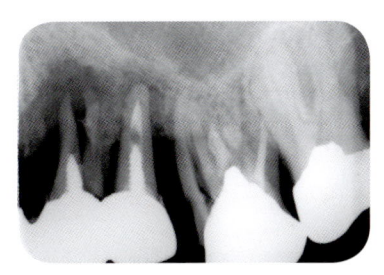

図102　臼歯部に見られた完全破折
（東京都 上野歯科医院 上野光信先生 提供）

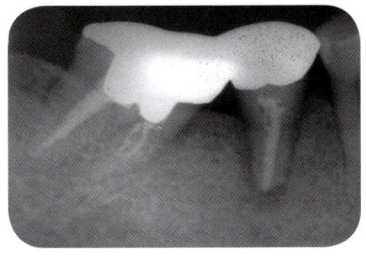

図103　術前エックス線。歯根を取り囲むような透過像。プロービングデプス、歯肉の状態は問題なし。咬合痛が主訴である。外科を含めた治療選択肢を提示したところ、患者は抜歯を選択した

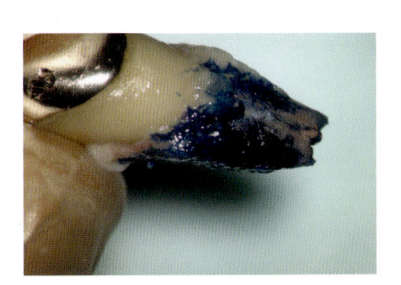

図104　抜歯したところ根尖部に限局した破折が確認できた

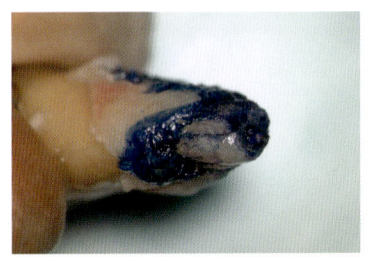

図105　根尖部は吸収を起こしている

❸診断的外科処置

　フラップ翻転は唯一の信頼性が高い臨床の診断のアプローチである。歯肉弁を剥離し、歯根表面の診査を直接行う。通常、肉芽組織を除去すると、長方形の骨欠損が破折線に沿ってみられる（図106～115）[74]。

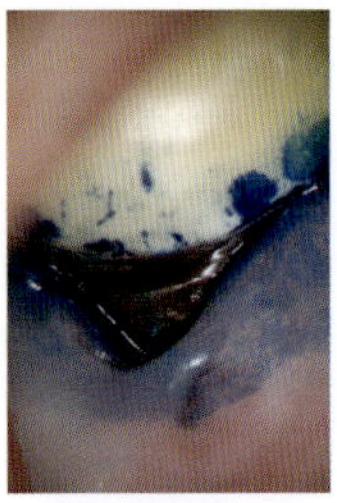

図106　歯肉が退縮している場合は簡単に視認できる場合もある

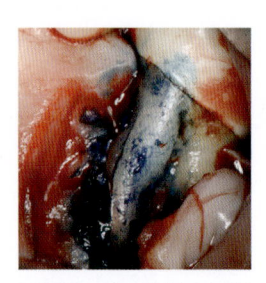

図107　多くの場合は根管治療中、もしくは外科的に歯肉を剥離しないと診断するのは困難である

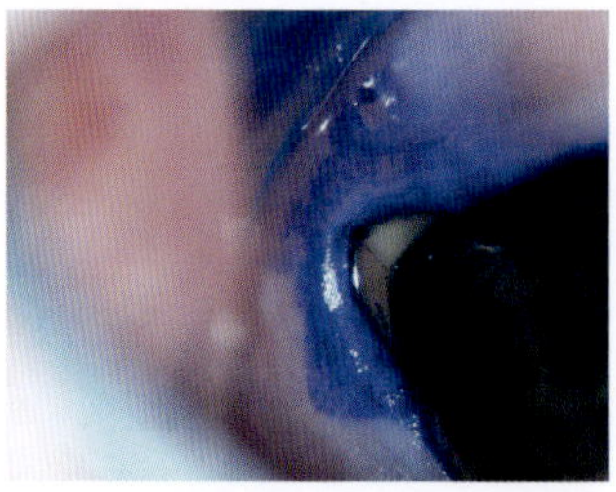

図108　図106と同じく歯肉が退縮している場合は簡単に視認できる場合もある

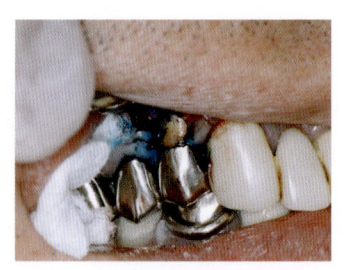

図109　同じく多くの場合は根管治療中、もしくは外科的に歯肉を剥離しないと診断するのは困難である

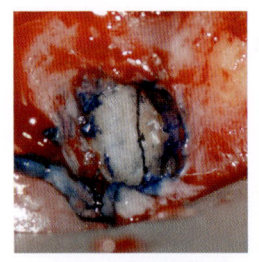

図110　肉芽組織を除去すると、骨欠損とその部位に見合う歯根表面に破折線がみられる。このようなケースではプロービングデプスは正常な場合もある

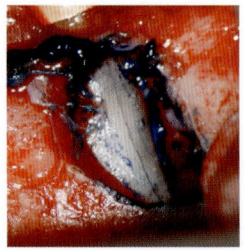

図111　破折線が歯頸部まで及んでいる場合は、術前の診査にて限局した根尖部に達するポケットが存在する

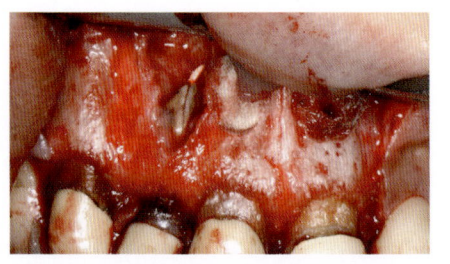

図112　前歯部3本の歯根端切除中に発見された破折線

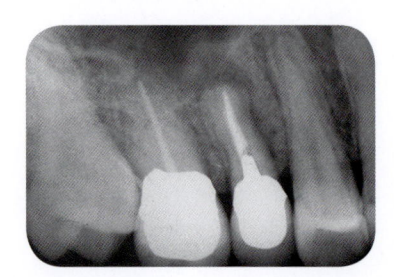

図113　術前エックス線。根尖部、歯根の近心側面に透過像。頬側歯肉に腫脹も見られた

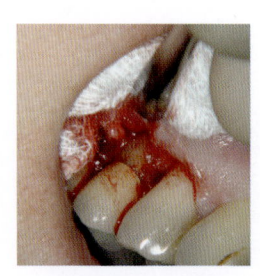

図114　歯肉を翻転すると破折線が確認できた

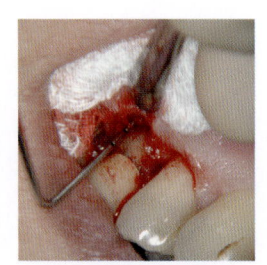

図115　頬側の根面に沿ってプローブが深く挿入できる

❹治療計画

唯一、予知性のある治療法は抜歯または破折の存在する根の抜根(hemisection、root amputation)である[75, 76]（4章症例11参照P.123）。

もしこれらの方法が選択されるなら切断される根管の位置まで永久的な修復物で封鎖されていなければならない。通常、根管充填材は封鎖性が悪く、一度口腔に露出されるとバクテリアは容易に侵入できるからである。歯根を切除した後では新しい修復材を充填するため、アクセスするのが難しい。ゆえに切断する前に充填しておいた方が良い。欠点は切削片が術野に散らばってしまうことである。

接着性レジン、グラスアイオノマーセメント、レーザー等による破折歯片の結合が試みられているが、現時点で長期予後が期待できる処置法はない。日本においては、垂直性歯根破折に対してエビデンスのない民間療法的な処置が平然と行われていたり、HP上で破折歯の治療を駆け込み寺のように謳っている歯科医院を見聞きすることがよくある。臨床家が目の前の患者を救いたい気持ちはよく理解できる。

しかしながら、現時点で垂直性歯根破折の保存的処置を患者に行う場合は、それが実験的処置であること、良好な予後を示すエビデンスは存在しないこと、処置後は必ず予後追跡調査を行い、研究発表をすることなどを患者に説明し、同意を得るのが科学者の一員である我々の最低限行うべき義務であることを忘れてはならない。

❺予防

VRFの原因はよく知られているため予防は難しくない。VRFが起こった場合、抜歯となる可能性が高いので、予防が非常に重要である。なかでも、最も重要な予防法として以下の2点が挙げられる。

ⓐ根管内歯質の過剰な削除はしない

根管治療時の根管歯質の削除過多や修復処置、主にポスト設置のための歯質の削除過多はVRFの最も主要な原因である[77, 78]。

ⓑ根管内にかかる楔力を最小限にする

根管充填時の側方加圧や修復処置のポスト設置により象牙質にかかるストレスも、VRFの原因に関与している可能性が高いといわれている[79, 80]。

以下根管治療時、治療後に分けてVRFに影響すると言われている要因を挙げる。

根管治療中

⦿ 根管形成

過度に根管を形成する事、積極的にテーパーの大きい根管形成を行うNi-Tiロータリーファイルの使用が歯の破折抵抗に影響すること考慮にいれなくてはならない[81、82]。

⦿ 薬剤の影響

根管貼薬剤に用いられる水酸化カルシウムの長期貼薬は歯の破折抵抗を弱めるかも知れない[83、84]。

⦿ 根管充填

根管充填時の側方加圧も、VRFの原因に関与している可能性が高いといわれている[85、86]。逆に歯根の強度を上げる根管充填材については今後に期待するところである。

根管治療後

⦿ ポストスペース形成

築造時のポストスペース形成時に過度に歯根象牙質を削除することは破折抵抗を弱める事になる[78]。

⦿ ポストの設置

ポスト設置時の楔効果にも配慮しなくてはならない（図116～119）。

最も根管象牙質に応力を引き起こさないのは弾性係数が象牙質に近似すること、また形態はテーパータイプよりパラレルタイプ、維持形態はパッシブタイプが望ましい。またポストの長さ、フェルールの確保も重要である[87、88、89]。

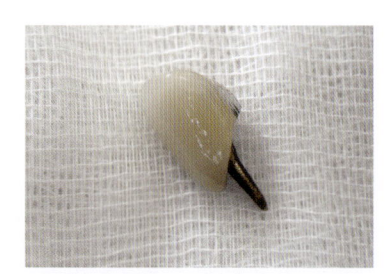

図116　補綴物の脱離で来院。脱離した補綴物

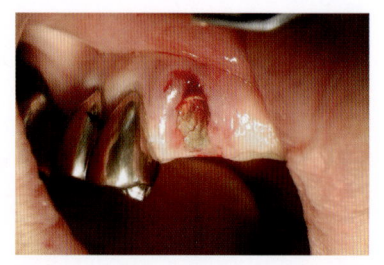

図117　唇側の可動している断片を抜去

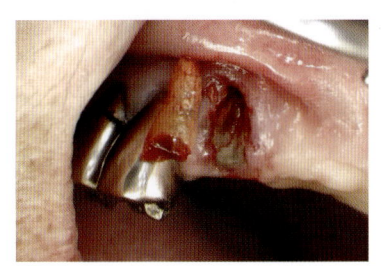

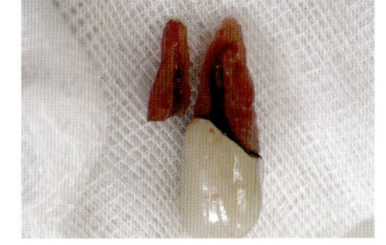

図118　唇側の可動していた断片

図119　抜歯された歯根

　臨床では根管治療後にポストの設置がなされることを考慮すれば、修復時におけるポストの設置に伴う歯質の削除がVRFの最も大きな要因であると言って差し支えないであろう。歯内療法専門医が考える理想的な築造処置は、①VRFに対する予防的配慮と、②歯冠側からの細菌漏洩に考慮された築造法である。一方、修復処置を担当する歯科医にとっての主要な要件は脱離抵抗性が優先されていることも少なくない。簡単に述べると、その図式は「垂直性歯根破折のリスクVS歯冠修復物脱離のリスク」ということになる。

　果たしてどちらが優先されるべきであろうか？　問題が起きたときの重症度を考えていただければ、答えは自ずと出てくるであろう。

　なお、垂直性歯牙破折が疑われる症例では図120のチャートを参考に診査・診断、またその後の患者へのカウンセリングを行うと便利である。

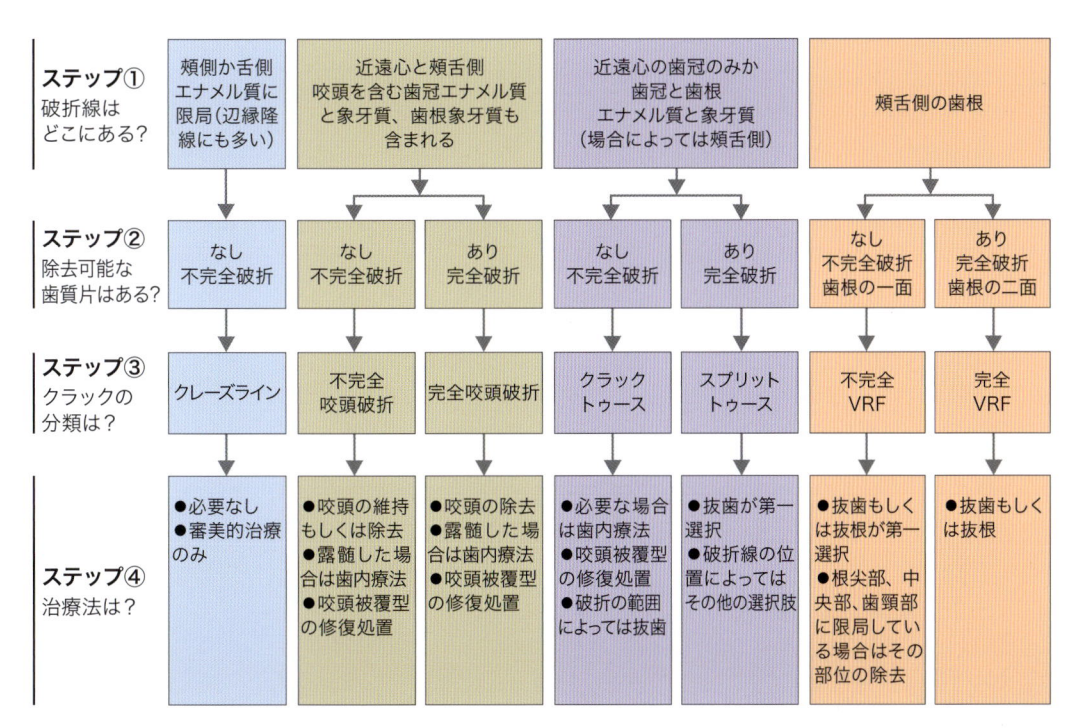

ステップ① 破折線はどこにある？	頬側か舌側エナメル質に限局（辺縁隆線にも多い）	近遠心と頬舌側咬頭を含む歯冠エナメル質と象牙質、歯根象牙質も含まれる		近遠心の歯冠のみか歯冠と歯根エナメル質と象牙質（場合によっては頬舌側）		頬舌側の歯根	
ステップ② 除去可能な歯質片はある？	なし 不完全破折	なし 不完全破折	あり 完全破折	なし 不完全破折	あり 完全破折	なし 不完全破折 歯根の一面	あり 完全破折 歯根の二面
ステップ③ クラックの分類は？	クレーズライン	不完全咬頭破折	完全咬頭破折	クラックトゥース	スプリットトゥース	不完全VRF	完全VRF
ステップ④ 治療法は？	●必要なし ●審美的治療のみ	●咬頭の維持もしくは除去 ●露髄した場合は歯内療法 ●咬頭被覆型の修復処置	●咬頭の除去 ●露髄した場合は歯内療法 ●咬頭被覆型の修復処置	●必要な場合は歯内療法 ●咬頭被覆型の修復処置 ●破折の範囲によっては抜歯	●抜歯が第一選択 ●破折線の位置によってはその他の選択肢	●抜歯もしくは抜根が第一選択 ●根尖部、中央部、歯頸部に限局している場合はその部位の除去	●抜歯もしくは抜根

図120　破折歯に対する臨床における意思決定

水平性歯牙破折

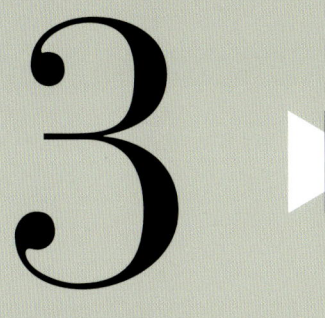

3

第 3 章

李 光純

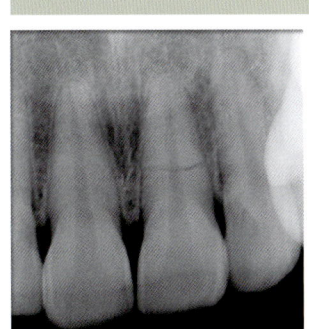

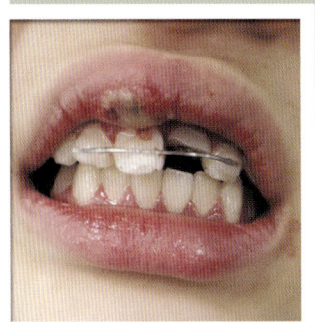

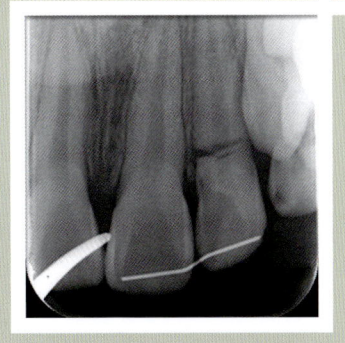

この章では、歯冠、および歯根の水平性歯牙破折について解説する。

水平性歯牙破折は通常外傷歯の分類の一部として扱われているが、本書では歯牙破折というテーマ全般を取り扱うため、水平性歯牙破折のみについて解説し、その他の外傷歯の分類についてはふれない。

水平性歯牙破折は垂直性歯牙破折とは異なり臨床で遭遇する機会はそう多くはないが、患者が来院する際は急患としての来院が多い。忙しい日常臨床の中、急な来院に備えてどのタイプの水平性歯牙破折にあたるかを見極めるための分類や診査ポイント、応急的処置、最終的処置、経過観察時の診査ポイントなどを的確に把握しておくことは歯の予後のためにも必須である。とくに根未完成歯の歯冠破折は、歯髄をいかに生存させるかが歯の予後に大きくかかわり、初診時の応急処置が歯の予後を左右すると言っても過言ではない。

本章では、Andreasenの分類[1]に基づき、それぞれの病態の診査法や治療術式など一般的な事項を述べ、露髄を伴う歯冠破折の治療術式では、従来から使用されている覆髄材である水酸化カルシウムと、近年開発されたMTAを比較解説する。また、治癒のメカニズムや病理についての理解を深めることを目的とし、引用論文からの知見をコラムにまとめる。

I 概論と分類

水平性歯牙破折は転落、スポーツ、事故など外傷によって歯冠部に衝撃が加わることによって起こる病態で好発部位は前歯部である。発生頻度は永久歯における外傷歯のうちの26〜76％と報告されている[2〜6]。

水平性歯牙破折は破折の範囲、部位、方向によって歯冠に限局する場合、歯根、歯周組織、歯髄を巻き込む場合などでいくつかの病態があり、右頁のように分類される[1,7]。

とくに歯冠破折（エナメル質象牙質破折）と歯根破折では性質が大きく異なる。

分類[1、7]

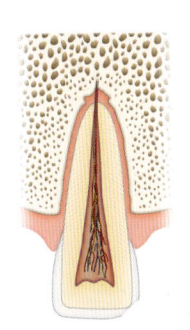

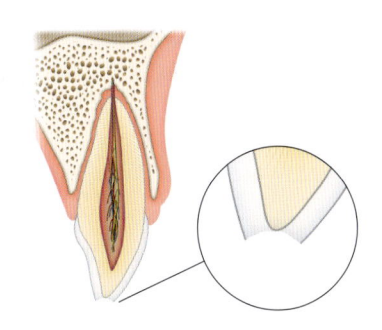

(1) 亀裂、エナメル質破折

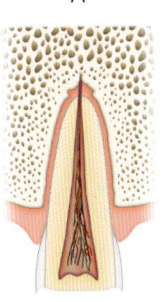

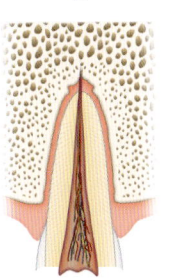

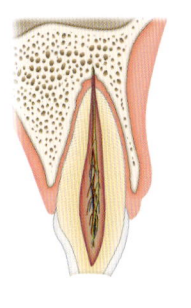

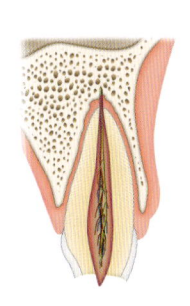

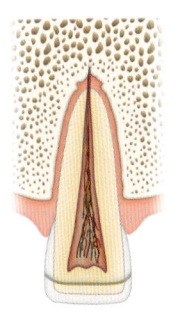

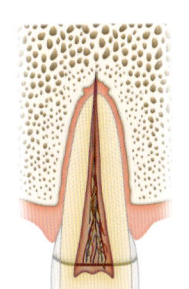

(2) エナメル質象牙質破折
　　A：露髄を伴わない（単純性）
　　B：露髄を伴う（複雑性）

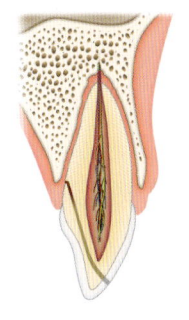

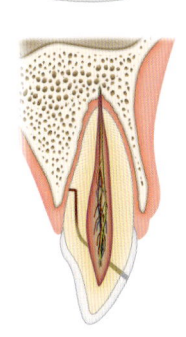

(3) 歯冠歯根破折
　　A：露髄を伴わない（単純性）
　　B：露髄を伴う（複雑性）

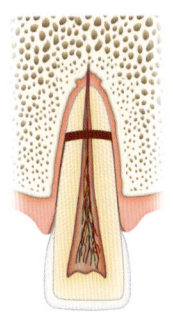

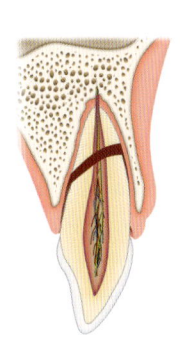

(4) 歯根破折

Ⅱ 水平性歯牙破折全般の診査ポイント

来院時には以下の診査を行い、どのタイプの水平性歯牙破折であるか、また、患歯の状況を的確に把握する。

視診	歯髄生活性検査	エックス線検査
●破折の範囲、広がり ●露髄の有無 ●歯冠の変色 ●歯の位置異常があるかどうか	●反応があるかどうか	●歯髄腔の大きさ ●歯根の成長度 ●歯根破折や、脱臼を併発していないか

Ⅲ 各論 病態と治療法

分類に沿って、各病態と治療法について解説する。

1.（1）亀裂、エナメル質破折

エナメル質に限局した破折は脱臼を伴っていなければ歯髄に影響を及ぼす可能性は低く、予後は良好である。

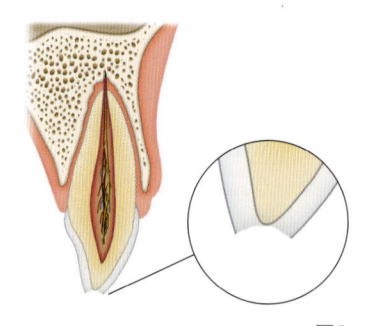

図1
エナメル質破折

❶治療法

亀裂の場合には基本的に治療は必要ない。受傷後6〜8週間、歯髄の知覚反応の経過観察を行う。エナメル質破折の場合は状態に応じて粗造面の研磨や形態修正を行い頬粘膜、舌への傷を防ぐ。またはCRなどによる修復処置を行う。

❷予後

歯髄壊死にいたるのは0〜3.5％と報告されており、極めて希である[8〜10]。

2．（2）-A エナメル質象牙質破折（露髄を伴わない）

象牙質表面が露出して象牙細管が口腔と交通している状態であり、比較的遭遇頻度が高い。

急激な象牙細管の露出のため刺激に対して敏感であるが、適切な封鎖を行い、脱臼を伴っていなければ予後は良好である。象牙質が歯髄に近い位置で露出するとプラークからの細菌やその産生物が細管に侵入し、歯髄に炎症を起こす。歯髄が修復するか、変性、壊死するかは経過時間と、破折表面と歯髄までの距離に依存するといわれている[11〜13]。しかしながら、象牙質の露出よりも歯髄の生死に大きく影響する要因は、歯髄への血液供給の問題である。脱臼を伴う事はそれほど多くないが、亜脱臼、挺出を伴う事があり、特に陥入を伴う頻度が多い。歯冠破折とこれらが混合して起こる場合、歯髄の血流が途絶える問題から予後に大きく影響し歯髄壊死の頻度が高くなるため、来院時の診査では歯の位置異常がないかを入念にチェックしなければいけない。

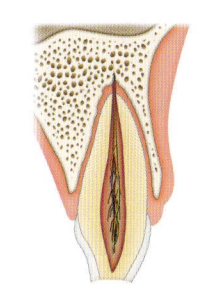

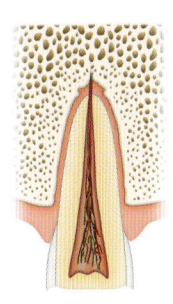

図2　エナメル質象牙質破折（露髄を伴わない）

❶治療法

応急的処置と最終的処置にわかれる。

応急的処置では象牙質の露出に伴う歯髄損傷の予防と、破折部の審美・機能の改善を行い、歯髄の知覚反応の経過観察を行う。欠けた部分の修復と咬合の回復を可能な限り早く行うことは、歯列不正を予防するために重要である。最終的処置では、CRによる修復や破折片の接着、ラミネートベニヤによる修復やクラウンによる修復を行う。

Andreasen J.O.らによるTextbook and Color Atlas of Traumatic Injuries to the Teeth 4th edition[1]では1994年以降、clinical study[14]から受傷時に破折片を接着させることは、歯髄の生活度に大きな影響がないと考えられており、支持する記載がある。

来院時にチェアタイムが十分ある場合には破折片の接着を行うのも一つの選択肢である。

ⓐ応急的処置

露出した象牙質、エナメル質を光重合型または化学重合型グラスアイオノマーセメントで保護する。グラスアイオノマーセメントを使用する利点は、後にはがしやすいことである。また、操作性が良く、親水性でその他のライナーと比べて漏洩が少な

い[15]ので、暫間的に露出した象牙細管を封鎖するのに適している。また、歯髄への生体適合性がよいことも複数の実験で報告されている[16〜19]。その後審美性を改善する必要がある場合にはCR修復やテンポラリークラウンを装着する。後の最終的処置で破折片の接着を行う場合は破折ラインのエナメル質を保存することが重要である。咬合のチェックや、歯髄の知覚反応をモニタリングし、異常がなければ最終的処置に移行する。

ⓑ最終的処置

　CRによる接着修復、破折片の接着、クラウンによる修復、ラミネートベニヤによる修復が選択肢としてあげられるが、CRによる接着修復、破折片の接着が第一選択といえるであろう。受傷直後の歯や歯周組織への侵襲が最小限であり、根未完成歯であるならばより歯髄への侵襲がもっとも少ない方法が選択されるべきであり、かつ審美性も早く改善できることが可能となり利点が多い。

　ただし、接着強度は経年的に低下するため永久的な修復とはいえない。

　比較的若い患者層（10代以下）への適応が推奨され、永久歯列が完成し、辺縁歯肉が安定したらクラウンによる修復、ラミネートベニヤによる修復を行うことが望ましい。

　セラミッククラウン修復や、ラミネートベニヤによる修復を選択する際は患者の年齢、破折の大きさ、咬合、パラファンクション、患者の審美的要求度や術者の技量などを考慮し、利点欠点を考慮した上で選択するべきである。

　予後の問題としては破折部位のレジンの変性や変色など、審美的な問題があげられる。

　Andreasen FMらは、334歯の歯冠・歯根破折歯で、破折片の接着を行った症例の予後研究で、5年後に破折片の60％が脱落していると報告している（図3）[14]。

FRAGMENT RETENTION ACCORDING TO YEARS AFTER BONDING
（破折片の維持と接着後の経過時間）

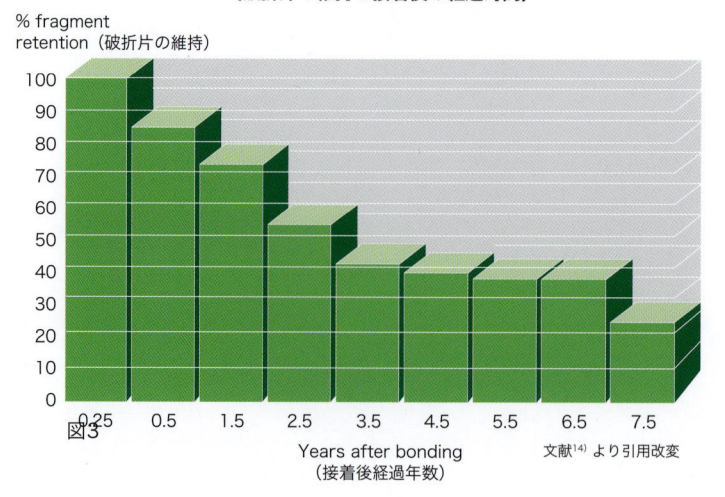

図3　Years after bonding（接着後経過年数）　文献[14]より引用改変

◉ 治療の予後に影響を与える要因

接着の失敗による細菌の漏洩がもっとも大きな原因である。予後は以下の点に影響される。

- 修復部位の大きさ
- 歯科医の技術
- ブラキシズム、クレンチング
- 口腔の衛生、清掃状態
- 材質、材料の特性
- エナメル質、象牙質の接着システム

❷ 術式

露髄を伴わないエナメル質象牙質破折

応急的暫間修復から破折片の接着までの治療の流れ（図4〜図18）[1]

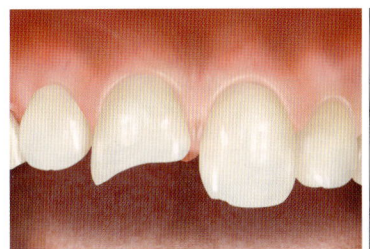

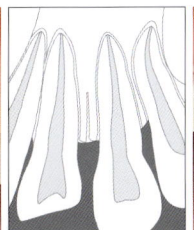

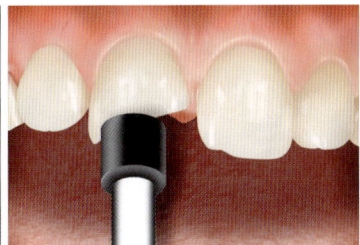

図4　歯髄生活性検査によって反応があるかを確認する

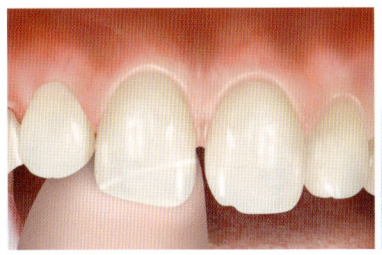

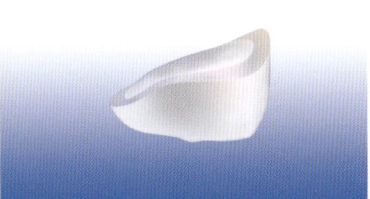

図5　破折片の適合を確認する。欠損部位がないか、正確な位置におさまっているかを確認する

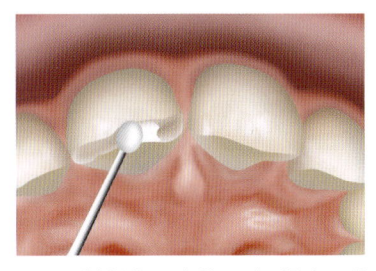

図6　破折が深く歯髄に近い場合はグラスアイオノマーライナーを象牙質表面におき、暫間修復を行う

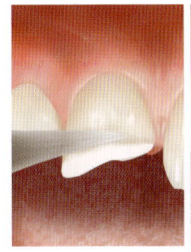

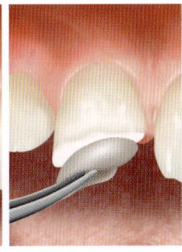

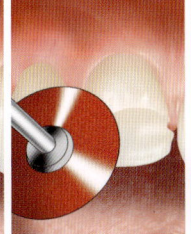

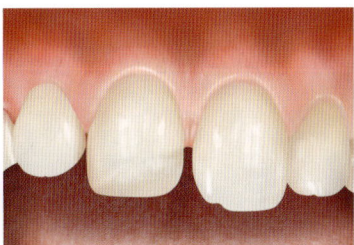

図7　エナメル質表面をエッチング後、即時重合レジンを筆で盛り、暫間的に修復し、研磨を行う

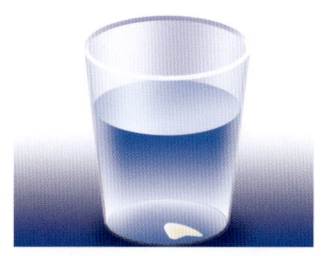

図8　破折片は1ヵ月生理食塩水にひたしておくよう患者に指示する。汚染を回避するため、週に1度は液の交換を指示する

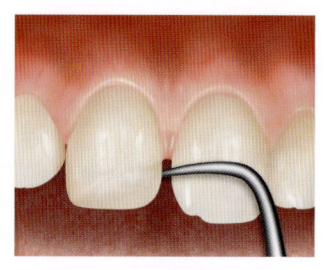

図9　1ヵ月後に暫間修復をはずし破折片を接着する

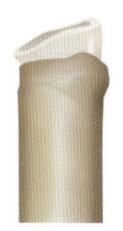

図10　破折片は取り扱いやすいようにスティッキーワックスにくっつけておく

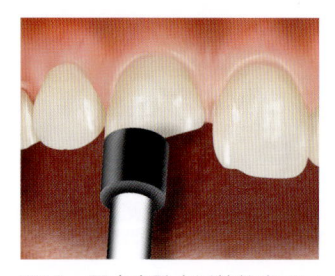

図11　再度歯髄生活性検査で反応を確認する

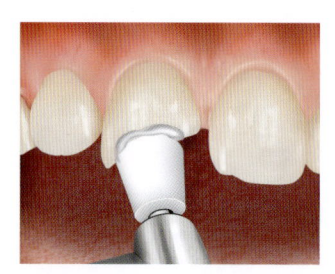

図12　暫間充填材の除去後の歯質表面を洗浄し、ラバーカップで研磨する

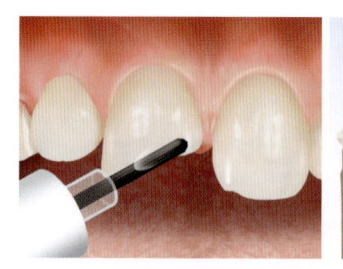

図13　歯質と破折片のエナメル質両方に2mm幅の35％リン酸エッチングを行う。この際、象牙質にリン酸がつかないように注意する

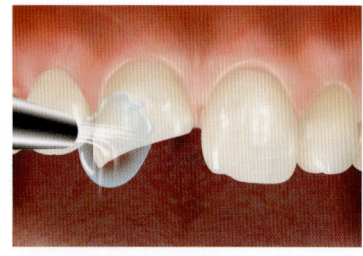

図14　念入りに水洗後、エアブローにて（破折片の平面に水平の角度で）乾燥させる

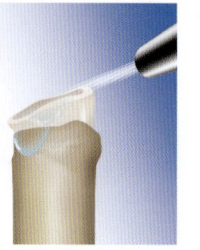

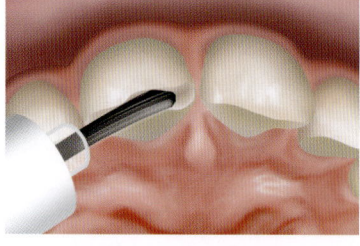

図15　破折片の表面を乾燥させ、使用する接着システムのマニュアルに従い、接着操作を行う

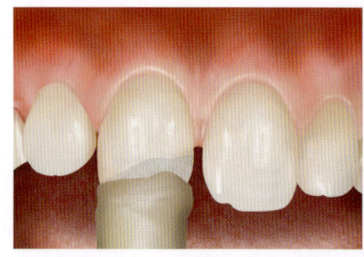

図16　破折片にCRをのせて歯牙にリポジショニングさせ光重合する

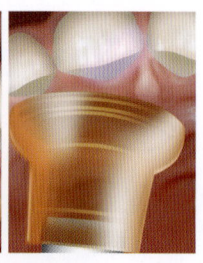

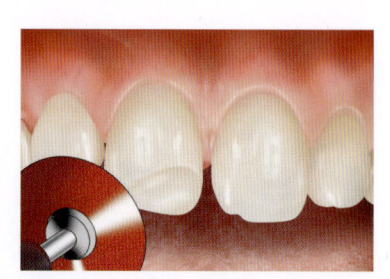

図17　鋭利なメスで余剰レジンをとりのぞき、研磨を行う

その他の修復法に関しては、修復の専門書にゆずることとする。

❸予後　歯髄壊死の発生率

歯髄壊死にいたるのは1〜6％と報告されており[7, 20〜23]予後良好と考えてよいだろう。Ravn[21]の研究ではエナメル質象牙質破折に他の影響因子（脱臼を伴うか伴わないか、根完成・根未完成歯かなど）が加わった場合の歯髄壊死の発生率を報告している（表1）。

表1　歯髄壊死の発生率

	サンプル数（歯数）	歯髄壊死
エナメル質象牙質破折	3144	100（3%）
エナメル質象牙質破折＋震盪	327	19（6%）
エナメル質象牙質破折＋亜脱臼	423	106（25%）

象牙細管と細菌の侵入

象牙質1mm²あたり20,000〜45,000の象牙細管が露出する（図18）[24,25]。

象牙細管の露出は細菌の通り道となり、また温熱刺激や化学的刺激により歯髄の炎症を引き起こす。そのため露出した象牙質を覆う治療が必要となる。

象牙細管内への細菌の侵入スピードを研究した報告は少ないが、Lundy and Stanley[26]による*in vivo*の実験によると、形成後の象牙質が唾液とplaqueにさらされた状態で放置された場合、6〜11日で0.06mm、平均84日後で0.52mmの細菌の侵入が報告されている。

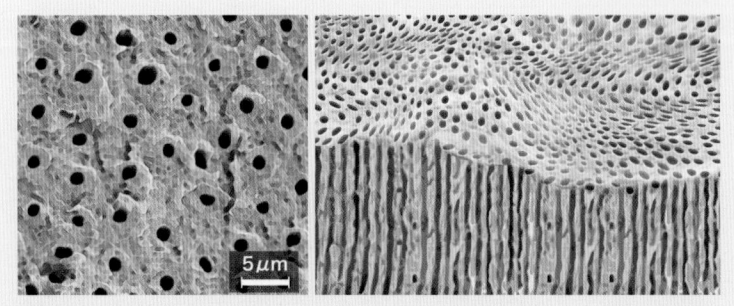

図18　1mm²あたり20,000〜45,000の象牙細管が存在し、細菌の歯髄への通り道となる

生活歯髄を保存する重要性
～象牙細管内のdental fluidと細菌侵入への抵抗性について

　象牙細管内への細菌の侵入は生活歯よりも失活歯で早いと報告されている[27]。

　象牙細管の径は歯髄付近で一番大きく（平均2.5μm）、表層（エナメル質、セメント質付近）で一番狭い（平均0.9μm）（図19）。狭い径は口腔内のほとんどの細菌の細胞の大きさ（0.2〜0.7μm）とほぼ一致し、細菌は象牙細胞内に侵入することができる。生活歯の象牙細管内にはdental fluid（免疫グロブリンG〈IgG〉やアルブミンを含む血清成分）や、象牙芽細胞突起、コラーゲン繊維が存在する[28, 29]。また、外側に向かった流れが存在しそれは象牙質の透過性に影響し、細菌の侵入を遅らせる。

　dental fluid内には抗体などの宿主の防御メカニズムが機能し、細菌の深部への侵入を防いでいる可能性も報告されている[30〜32]。

　これらのことから、歯髄が生きている限りは、象牙質の露出は歯髄の感染への大きな通り道にならないと考えられる。

　脱臼を伴い歯髄への血流障害から壊死歯髄となった場合には、象牙細管からの細菌の侵入に抵抗できず、細菌が繁殖するための栄養豊富な培地となってしまう。細菌の侵入は歯髄のrevascularizationも妨げる。

　それゆえ脱臼を伴う歯冠破折の場合は、露出した象牙質表面を保護する事も重要である。

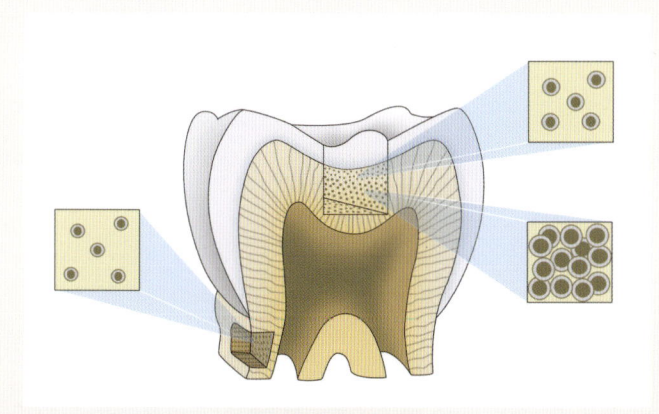

図19　象牙細管の径。部位による違い

**歯髄に近い位置での破折では、
接着修復の前に歯髄の保護は必要か？**

　歯髄に近い位置で露出した象牙質には、歯髄の保護と修復象牙質の生成促進のためにハードセッティングタイプの水酸化カルシウム製剤が使われてきたが、これは修復物下で崩壊、変性分解すると考えられており、in vivo[33、34]、in vitro[35、36]の実験でも確認されている。また製剤内でバクテリアが見つかったという報告もある[33、34]。光硬化型の水酸化カルシウムライナーの方がより安定しているが長期予後の報告はない。適切に封鎖すれば、深いところまで露出してしまった象牙質も水酸化カルシウムで保護しなくとも修復象牙質は生成される。一番重要な事は封鎖であり、細菌を侵入させないことである。水酸化カルシウムライナーを置くことで、象牙質の接着面積が少なくなってしまうため、修復材の接着強度も低くなる。上記の理由から、適切な封鎖が確保できれば水酸化カルシウムでの象牙質の保護は必要ないと考えられる。

　ただし、歯髄が透けて見えるような深い破折で、歯髄まで象牙質が薄いまま数日放置されたようなケースには、まず最初は2、3週間水酸化カルシウムライニングをした方が良い。その意義は破折の表面から細菌を取り除き、炎症を起こした歯髄が徐々に修復するチャンスを与え、修復象牙質添加によって露出象牙細管を封鎖することにある。

3. (2)-B エナメル質象牙質破折（露髄を伴う）

歯冠が破折し、歯髄が露出、口腔と交通するタイプの破折である。

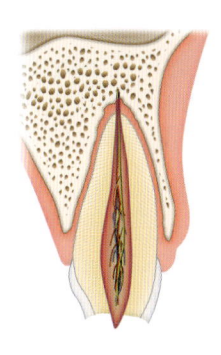

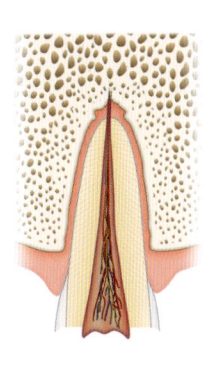

図20
エナメル質象牙質破折
（露髄を伴う）

『カリエス治療による露髄と異なり、外傷による歯冠破折で歯髄が露出する場合は多くはカリエスフリーで、受傷時に歯髄は健康な状態である』ことが多い。これは、カリエス治療による露髄との大きな違いである。歯冠破折による露髄では、歯髄への血流供給が途絶えていない限り適切な処置で歯髄の生存率は高い。来院1日目の適切な処置がその予後に大きく影響を及ぼす。とくに根未完成歯の場合、歯髄の生存は根の成長に必須である。来院時の診査で臨床上考慮すべき3点を以下に挙げる。

根の発達段階

根の発達段階は非常に重要な考慮事項である。根未完成歯の歯髄の生活力が失われた場合、根の成長は停止し、歯牙強度・破折抵抗は減弱し、将来的な破折のリスクが高まる。根未完成歯の場合、その成長を継続させるため、生活歯髄を維持するよう最大限努めることがその他の考慮因子のなかでも最優先事項となる。

破折の範囲

破折の範囲によって、最終的な修復・補綴処置のプランが異なる。範囲が大きく、クラウンによる機能・審美回復が必要な場合は、生活歯髄療法（VPT：Vital Pulp Therapy）より抜髄処置が推奨されることとなる。

受傷してからの経過時間

露髄してからの時間の経過は歯髄の健全さに影響する。もちろん、時間が短いほど、歯髄保存の予後はよい。1週間以内であれば、VPTが可能である。それ以上の期間でも、例えばCvekは、受傷後1〜2,160時間の歯牙を対象にVPTを行い、平均31ヵ月、最長60ヵ月の経過観察で96％の成功率を報告している[37]。ただし、経過時間が成功率に及ぼす影響についてのコンセンサスは得られていないので、他の要因も合わせ、risk&benefitをよく検討すべきである。

❶治癒と病理

　歯髄断面は露出して、口腔と交通している状態である（図21、22）。

　初期の歯髄の変化は崩壊した歯髄組織と細菌が原因で、出血と局所の炎症が起こる。露髄した部位はすぐにフィブリンの層でおおわれ、徐々に歯髄の表層に白血球、組織球が凝集する。歯髄断面に血餅が数日後にでき、その後放置されると歯髄は増殖する（歯髄ポリープ）。

　受傷後の初期の歯髄の変化は通常、増殖的である。破壊的変化としては膿瘍形成や壊死が起こる。

症例1

19歳男性　　1｜露髄を伴うエナメル質象牙質破折
（4章症例17参照P.129）（京都府　良デンタルクリニック　神戸良先生　提供）

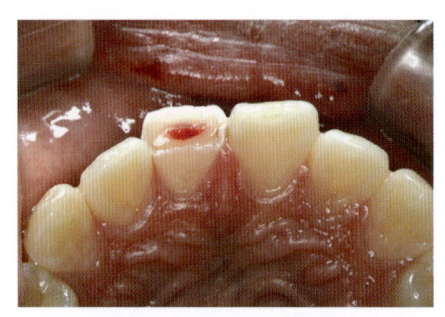

図21　口腔内写真　破折により象牙質、歯髄が露出している

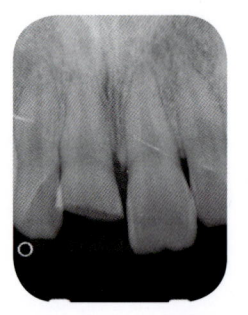

図22　エックス線写真

❷治療方法

　歯髄壊死の診断がない限りは生活歯髄療法が第一選択である。とくに根未完成歯の場合には非感染の生活歯髄の保存と、その後の歯根の成長を促す事が最優先事項となる。

　歯髄に感染や変性が予測される場合、または加齢や外傷によって歯髄腔が閉塞してる場合、歯周組織が外傷で損傷している場合、歯周病を併発している場合には生活歯髄療法は行わない方が良い。また、根完成歯においては、状況によって歯髄保存後に経過不良を辿った場合のリスクを負うより、それを回避し抜髄処置を選択することも一つの妥当な意思決定である。例えば、経過観察が行えないなどの患者側の理由や、歯冠が歯肉縁下で破折し、クラウンによる補綴が必要である場合などもその一つとして挙げられる。前述した要因の全体を考慮して、歯髄を保存（切断）するか、抜髄するかの治療法を選択する。

　以下、生活歯髄療法について解説する。

ⓐ 生活歯髄療法

露髄の範囲によって以下3つのタイプの治療法がある（図23～25）。

直接覆髄法（pulp capping）

受傷後すぐ（約24時間以内）の髄角の点状露髄など、小さな露髄に適応される（図23）。歯髄の切断は行わず、露髄部を水酸化カルシウム、またはMTAセメントで覆う。直接覆髄の上部の確実な封鎖が予後に大きく影響する。歯冠破折で直接覆髄を行う場合は、覆髄剤上部の修復材の接着面積が少なくなるため、のちに漏洩が起こりやすく予後が悪いと言われており、あまり推奨されない。

部分的断髄法（Cvek Pulpotmy またはPartial Pulpotpmy）

この方法はCvekが考案した事から、シベックパルポトミーとも呼ばれる。

損傷し、炎症を起こしている歯髄を臨床的に健康な歯髄の部分で切断し（2mm）、その後水酸化カルシウムまたはMTAで切断面を覆う（図24）。

2mmという数字はCvekらの実験が根拠となっている。猿をもちいた in vivo の実験で、露髄面の局所の炎症は根尖方向に進むが、露髄後7日（168時間）まではこの炎症のプロセスは平均2mm以上は根尖方向に進まないと報告されている[38]。

断髄法（Full Pulpotmy）

部分的断髄法との違いは歯髄切断のレベルである。断髄法ではセメント-エナメル境（CEJ）まで歯髄を除去する（図25）。この方法の欠点は、歯冠部歯髄がすべてなくなるため、経過観察時の歯髄生活性検査ができないことである。冠部歯髄がなければ、歯髄が生存していても歯髄生活性検査で反応しない。

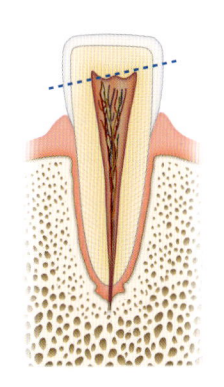

図23 直接覆髄法
（歯髄の切断は行わない）

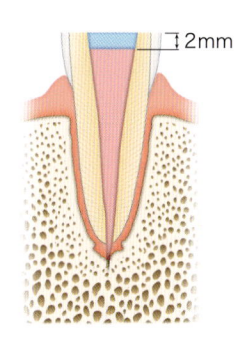

図24 部分的断髄法
（2mmの歯髄を切断する）

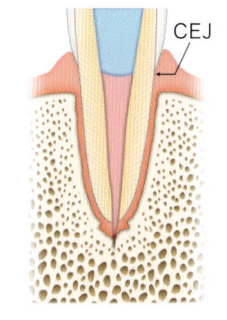

図25 断髄法
（CEJまで歯髄を切断する）

一般に、歯髄露出面のサイズと歯髄露出後の時間によって、断髄のレベル（partialかfullか）を変えることが推奨されている[37、39]が、Cvekの報告[38]からも、受傷後経過時間が短い場合、歯髄の炎症は2mmの範囲内であるため、利点の多い部分的断髄法が最も推奨される。

ⓑ 部分的断髄法の利点（直接覆髄、断髄法と比較して）
- 歯髄へのダメージが最小限で、歯にとって重要な歯頸部エリアの象牙質を障害しない。
- 直接覆髄法と比べて歯髄切断面をよりよくコントロールでき、漏洩を防ぎやすい。
- ほとんどのケースで、クラウン修復のためにポストを必要としないため歯質の削除量も最小限である。
- 治療後も歯冠部の歯髄は一部残っているため、歯髄生活性検査が可能である。

これらの利点から直接覆髄に比べて治癒率が高いと報告されている。

　部分的断髄法は適切な診断と処置を行えば、成功率の高い方法である。しかしながら歯髄の診断ミス、歯髄切断時のオーバーヒート、不確実な封鎖による歯髄への細菌の漏洩などがある場合には、治療は失敗する。

部分的断髄法の失敗要因
● 歯髄の診断ミス
● 歯髄切断時のオーバーヒート
● 不確実な封鎖による歯髄への細菌漏洩

ⓒ 生活歯髄療法における貼薬剤
　従来から生活歯髄療法の貼薬剤として水酸化カルシウムが使用されてきた。しかしながら水酸化カルシウムを使用した生活歯髄療法にはいくつか欠点がある。その点、比較的新しい材料ではあるが、MTAは水酸化カルシウムの欠点を補い、かつ多くの利点をもつ材料である。以下に水酸化カルシウムとMTAについて解説していく。

水酸化カルシウム
◉作用機序〜硬組織形成のメカニズム〜
　純粋な水酸化カルシウムは、生活歯髄表面1〜1.5mmに組織壊死を起こし[40]、この凝固壊死層からの弱い刺激が歯髄組織の防御反応を誘発し、コラーゲンが産生され、それがつづいて石灰化することで硬組織バリアが形成されると考えられている[41〜43]。つまり、生体の反応によって硬組織が形成されているのであり、水酸化カルシウムの成分自体は硬組織形成の誘発には寄与していないのである。

　水酸化カルシウムは慢性炎症の存在する歯髄には効果がなく[44]、血流が健全な正常歯髄においてこそ効果があるため、生活歯髄療法では歯髄の診断が適切

である事が治療成功へのキーとなる。

　水酸化カルシウムの適用で象牙質内面の吸収や歯髄の石灰化が報告されており、これは治療による歯髄へのダメージ、または歯髄に多量の血餅があることに関係すると考えられている[45～51]。丁寧な切断法で血餅を過剰につくらない場合には、臨床的にも組織的にも石灰化は起こらなかったと報告されている[37、42、52～55]。

⦿水酸化カルシウム使用の欠点

　水酸化カルシウム使用の生活歯髄療法は長期的でリエントリーが必要な治療になる。硬組織が形成された後に壊死組織と水酸化カルシウムの残骸を取り除き再度封鎖を行わなければならないからである。なぜなら、水酸化カルシウムは徐々に殺菌力がなくなり変性分解し、壊死組織は漏洩が起きた場合に細菌の栄養源となるためである。

　また長期間の貼薬で象牙質の破折強度を低下させる。幼若永久歯は水酸化カルシウムの長期貼薬で、より歯頸部破折が起こりやすい。

　また、水酸化カルシウム使用により形成された硬組織（dentine bridge）は多孔性であるため、のちに修復物辺縁からの漏洩があると、硬組織（dentine bridge）が細菌の通り道になりえる[43、56～62]。したがって水酸化カルシウムを使用する場合はのちの修復物の封鎖性に注意が必要である。いいかえれば、水酸化カルシウム貼薬で硬組織が形成されても修復物から漏洩があると、細菌は歯髄に到達する。

MTA (Mineral Trioxide Aggregate)

　生活歯髄療法では水酸化カルシウムの貼薬がこれまではgold standardであったが、90年代初頭に登場した比較的新しい材料であるMTAは水酸化カルシウムの効能のメリットを持ちつつ、デメリットの少ない材料である。MTAのもつ生体親和性、封鎖性、親水性は生活歯髄療法に適している。

⦿MTAの特性

- 生体親和性、非変異原性：多くの実験で、歯髄組織、根尖周囲組織の細胞は、MTAに耐用性があると報告されている[63～70]。
- 親水性：水分があっても使用可能である[71]。
- 封鎖性：MTAの封鎖性は高い。その理由は象牙質とタイトな物理的適合をするためであると考えられている。MTAと象牙質の間に石灰化物が生成されギャップを埋める。また、この石灰化物は象牙細管内にも入り込み、これらのことから高い封鎖性が得られると現在は考えられている[72～74]。
- 硬組織形成を促す作用：硬組織形成能はいまだ研究されているところである[75]。

⦿ MTAの利点（水酸化カルシウムと比較して）

　水酸化カルシウムで形成された硬組織は多孔性で無数のトンネルがあるが、MTAにはこれはみられず、封鎖性が高く細菌の漏洩に対してのバリア機能が高い。
　またMTAは崩壊変質しない。水酸化カルシウムのように象牙質を弱める作用もないため、根未完成歯のアペキシフィケーションや歯根破折の歯冠側のアペキシフィケーションのケースに特に適している。水酸化カルシウムの長期貼薬による将来の歯根破折のリスクを回避できるため、MTAを使用するメリットは大きい。
　生活歯髄療法での術式は水酸化カルシウム使用の場合と似ているが、MTAの親水性の特性から出血のコントロールは大きな問題ではない。
　MTA上に仮封する際は硬化促進のため濡れ綿をおく必要がある。

⦿ MTAの欠点

　MTAは後に歯冠の変色を引き起こす可能性がある。前歯の歯冠破折歯の治療にMTAを使用する場合は、変色のリスクとともに変色した場合の対処法（インターナルブリーチング、歯冠修復など）についても事前に説明をすることが重要である。

❸術式
ⓐ水酸化カルシウムを使用した部分的断髄法[1]

　（断髄法の術式は歯髄の切断レベルが異なるだけなので割愛する）

- 局所麻酔を行い、患歯にラバーダム防湿を行い術野を殺菌する（次亜塩素酸ナトリウムまたクロルヘキシジンでの殺菌が理想的である）。

　↓

- 露髄のサイズに応じたラウンドダイヤモンドバーを用いて高速の注水下で冷却しながら歯髄を除去する。効果的に冷却するためにシリンジで生理食塩水を外部から注水する。歯髄の除去は間欠的に、圧をかけないように行う。

　露髄表面から2mmの深さまで断髄を行う（歯冠歯髄を全て除去する場合は断髄法となる）。窩洞はボックス状、わずかにアンダーカットができるように象牙質を削除する。
　2mmという深さは炎症性組織を除去するのと、貼薬、封鎖に必要な窩洞の深さを得るのに適切な深さである。

　↓

- 止血するまで生理食塩水または血管収縮薬を含む麻酔液にて（通常は数分で止血する）洗浄する。

　↓

- 水酸化カルシウムを切断面におおい、綿球で軽い力で押す。ペーストからの水分を吸収し、表面の水酸化カルシウムを除去する。

↓
- 窩洞は確実に封鎖できる材料で封鎖する。(酸化亜鉛ユージノールセメントなど)
  その上にCR充填を行うならば、ユージノールはレジンの重合を阻害するのでグラスアイオノマーセメントで封鎖を行う。

ⓑ MTAを使用した部分的断髄法（図26〜30）[1]

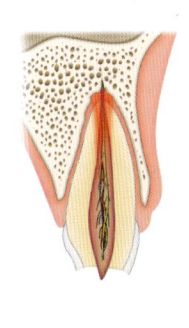

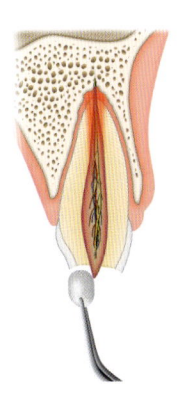

図26　局所麻酔を行い、患歯にラバーダム防湿を行い術野を殺菌する（次亜塩素酸ナトリウムまたクロルヘキシジンでの殺菌が理想的）

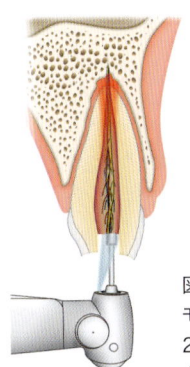

図27　露髄のサイズに応じたラウンドダイヤモンドバーで高速の注水下で露髄表面から2mmの深さまで歯髄を除去する（歯冠歯髄を全て除去する場合は断髄法となる）。歯髄の除去は間欠的に、圧をかけないように行う

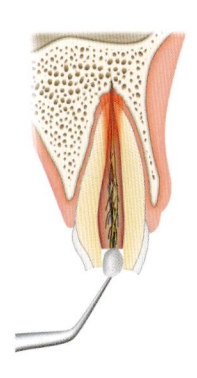

図28　綿球で露髄面の出血を軽く圧迫止血する

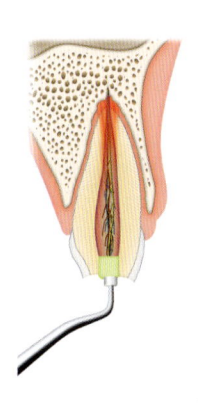

図29　MTAを歯髄切断面上に貼薬する（MTAの練和は各メーカーの指示に従う）
※MTAが効果するまでに4〜6時間かかるので、その後に歯冠修復を行う必要がある（破折片接着やCR修復など行う場合）
※2mm以上の厚みがある場合、MTAが硬化するまでにMTAを他の充填材で保護する必要はないが、その間患者は歯を使用してはならない
※後日歯冠修復を行う場合は、MTA上に湿った綿球を置き適切な仮封材にて封鎖する

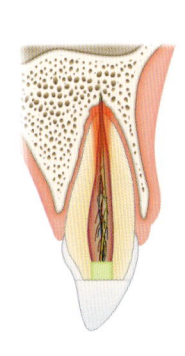

図30　MTAが硬化後に歯冠修復を行う

歯髄の切断の注意点

　低速回転器具の使用は摩擦で歯髄を損傷するので推奨しない。

　鋭利なダイヤモンドバーを高速の注水下で使用することで、バーも歯髄組織も冷却され、歯髄への傷害は最小限になる。

注：深い位置で歯髄の切断が必要な場合は冷却が行き届きにくいため低速回転でラウンドのカーバイドバーを使用し、歯髄のオーバーヒートを防ぐために外部からの注水で十分な冷却を行うことが重要である（図31）

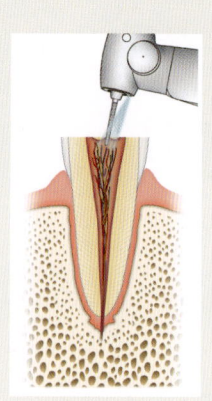

図31

❹治癒の臨床評価　〜経過観察時の診査point〜

　術後の経過観察では、治療が成功しているかどうかを判断するために、以下の項目について診査を行う。

- 症状がないこと
- エックス線像で根尖透過像や歯根吸収がないこと
- 根未完成歯では歯根の成長と象牙質形成の継続がエックス線像で確認できること
- 歯髄生活性検査に対して反応があること（断髄法を行っている場合は評価不能）

注：硬組織形成と歯髄の生活性検査が（＋）反応だからといって慢性歯髄炎は除外できない。長期の経過観察が必要である。

❺経過観察の期間

　部分的断髄法の長期的なの予後調査[52]では治療後の失敗は26ヵ月以内に起きていると報告されている。また、3年経過時に治癒と評価された歯はその後10〜15年の経過観察時も治癒と評価されていることからも、少なくとも3年の経過観察が適切であると考えられる。

❻予後

　露髄を伴う歯冠破折で生活歯髄療法を行った場合の成功率（歯髄の治療率）は、脱臼の有無、受傷前の外傷の既往と大きなう蝕の存在などに影響を受け、それらがあると成功率は低下する。一方で、コンセンサスは得られていないものの、VPTに年齢制限はないとも考えられている（歯髄の石灰変性や炎症性変化が予測される

場合は推奨されない）。

　直接覆髄法、部分的断髄法、断髄法の成功率（歯髄の治療率）は72〜96％と報告されている[13]。特に部分的断髄法は、94〜96％と高い成功率が報告されている[13]。

　断髄法は長期の予後報告で歯髄の石灰化や歯髄壊死の頻度が高いので、歯根成長後に抜髄するまでの暫間的処置と見なされている[76]が、この議論についても現段階では明確な結論はでていない。

4．（3）歯冠歯根破折

　多くは歯冠−歯根を斜走し、エナメル質、象牙質、セメント質を巻き込む破折（図32）で、歯髄を巻き込まない単純性（A）と歯髄を巻き込む複雑性（B）に分かれる。歯冠破折より広範で重症であり、多くは露髄を伴う。外傷歯のうち、永久歯では5％、乳歯では2％の発生率と報告されており、発生頻度としては希な病態である[1,2]。特徴的なことは、小・大臼歯にもしばしば発生することである。この場合、歯肉縁下に及ぶ咬頭破折の形態をとることが多い。受傷のストレスの方向によって破折のタイプがきまる。正面からの衝撃は典型的な付着歯肉縁下までの破折線を呈する。外傷だけでなく、医原性に起こる事もある（とくに小臼歯、大臼歯部で）。主な原因は側方加圧根管充填時やポストの合着時の過度の圧力やポストの腐食や不適切な設計の修復物などがあげられる[77〜79]。

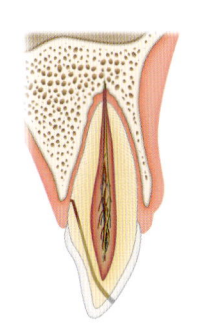

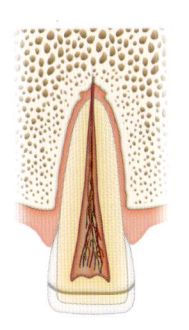

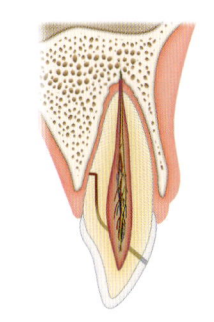

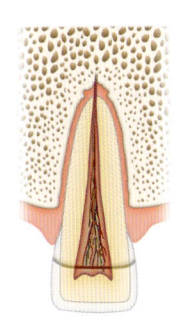

A：露髄を伴わない（単純性）　　　B：露髄を伴う（複雑性）

図32　歯冠歯根破折

❶臨床所見

　破折は唇側の辺縁歯肉より数ミリ切縁側からはじまり、口蓋側の歯肉縁下に斜めに走行するのが典型的である。

　歯冠側の破折片は歯根膜や歯髄とつながり維持されているため変位はわずかである。前歯の歯冠歯根破折では、萌出した歯は歯髄に及ぶ事がしばしばで、一方、

逆に未萌出だと単純性であることがある。
症状はほとんどなく、歯冠側の破折片の動揺時にわずかに痛む程度である。

❷エックス線所見
斜走する破折線は通常エックス線のビームとほぼ直角をなす。
唇舌的な歯冠部からの破折、歯間部の歯冠歯根破折は通常エックス線で検出可能で、舌側やより根尖方向に位置する破折は検出が不可能なことが多い。

❸病理
歯根破折では破折部は歯槽骨内におさまっているのに対して、歯冠歯根破折では破折部は口腔と交通している、つまり、歯髄、歯根膜が口腔と交通しており、細菌の通り道ができている。したがって破折ラインの修復は見込めない。

症例2
37歳女性　|1 歯冠歯根破折　歯牙の動揺と他院で根尖病巣を指摘され、来院。

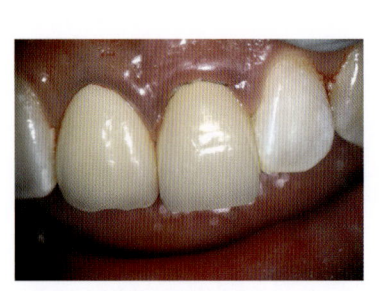

図33　初診時口腔内写真

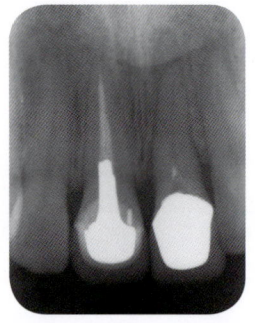

図34　初診時エックス線写真
|1 根尖部にエックス線透過像を認める

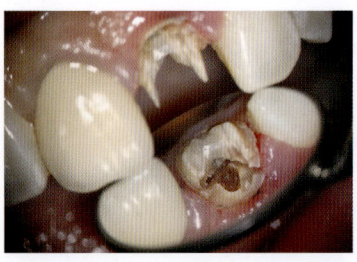

図35　メタルボンドクラウン除去後歯冠歯質から歯根にかけて斜走する破折線を認める

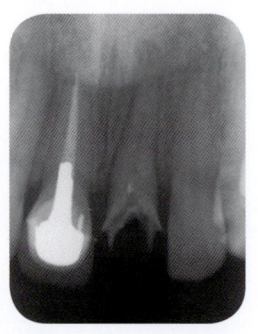

図36　ポスト除去後のエックス線写真

❹治療法

破折片はとりのぞかれ歯槽骨内の残った部分が保存可能か、に重点がおかれる。

治療法を選択する際の考慮事項としては、1. 抜髄するか否か、2. 破折片を接着するか除去するか、除去後の修復が可能か、3. 修復にあたって歯冠延長術や挺出が必要か、そしてそれが可能か、4. 抜歯、ブリッジ、インプラントのどれが最も患者利益が大きいか。

これらの点を総合的に評価して治療計画を決定する。最終的な治療法が決定するまでは、待機的、応急的処置に止めることが望ましいであろう。

ⓐ応急的処置

前歯：歯冠側破折片を隣在歯とレジンで暫間的に固定する。唾液による汚染はあっても通常症状なく経過する。

（あくまで応急処置で受傷後数日以内に最終的な処置が行われることが前提である）

ⓑ最終的処置（図45：歯冠歯根破折　診査と治療法のディシジョンツリー参照）

永久歯の歯冠歯根破折では歯を保存するための治療法が4タイプ、歯を保存しない治療が2タイプある。

破折の位置、タイプによってどの治療法が良いか決定されるが、費用、治療の複雑性なども治療法を選択するための要因となる。以下にそれぞれについて解説していく。

歯を保存するタイプの治療

◉ **歯冠側破折片除去、歯肉縁上での歯冠修復**

歯髄を巻き込まない歯肉縁上の浅い歯冠歯根破折に適応となる。

歯冠修復は破折片の再接着、CRでの修復、クラウンでの修復などが治療法となる。

症例3

13歳女性、1|歯冠歯根破折と歯根破折
（4章症例18参照P.130）（京都府 良デンタルクリニック 神戸良先生 提供）

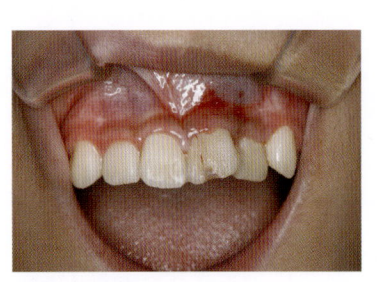

図37 初診時口腔内写真
歯冠部から歯肉縁下にかけて斜走する破折線が認められる

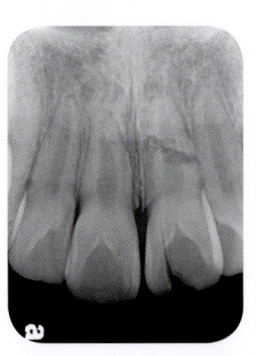

図38 初診時エックス線写真
歯根中央部に歯根破折が認められる

◉破折部の外科的露出（surgical exposure of fracture surface / gingivectomy and osteotomy）

この処置は歯肉縁下の破折を歯肉切除、骨切除術により歯肉縁上の位置にもってくることを目的としている[80〜83]。

この方法が適応されるのは、審美的に問題がない部位のみで、前歯では唇側ではなく口蓋側に適応される。

治療時間は短く、修復後の長期予後も報告されている。

症例4

26歳、男性　1|歯冠歯根破折の治療／破折部の外科的露出
（青森県 かみきたデンタルクリニック 上松丈裕先生 提供）

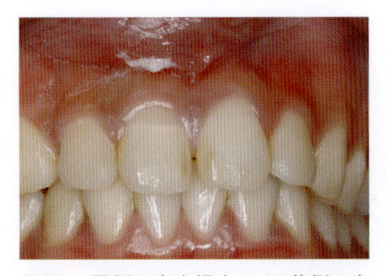

図39 唇側は歯肉縁上で、口蓋側の歯肉縁下にかけて斜走する破折線

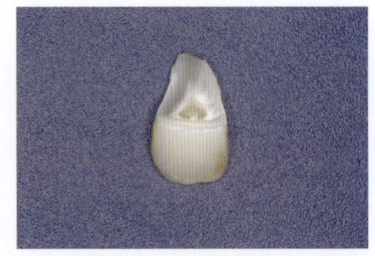

図40 除去した破折片

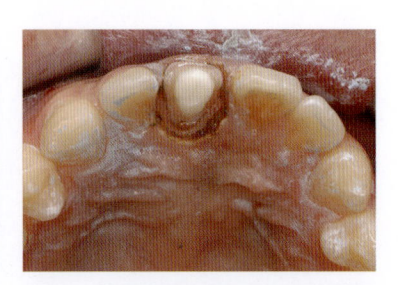

図41 部分的断髄法を行った後、歯冠修復のため再度、口蓋側歯肉を外科的に切除し、破折部を露出させる

⊙矯正的挺出 (orthodontic extrusion)

　この処置も外科的挺出と同じく、歯肉縁下の破折を矯正により歯肉縁上の位置に移動させる（図42）ことを目的としている。1973年にHeithersay[84]によって発表され、それ以来複数のclinical studyで有用性が支持されている[85〜94]。

　この方法は歯髄の生活度を維持している単純性の破折に適している。

　複雑性にも適応可能だが、その場合は外科的挺出よりも時間がかかる。

　骨や歯肉の欠損を回復したい症例にゆっくりとした矯正的挺出を行うと、これらの組織の増殖へのガイドとなる。

　挺出すると、歯頸部の径が短くなるので後の歯冠修復の際に考慮にいれて治療計画をたてることが重要である（図43）[86, 93]。

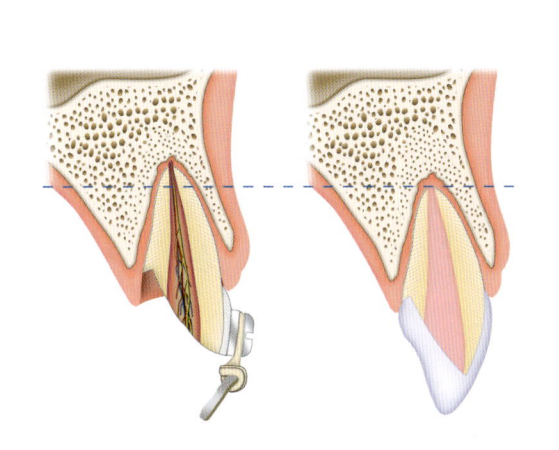

図42　歯肉縁下の破折を矯正により歯肉縁上に移動

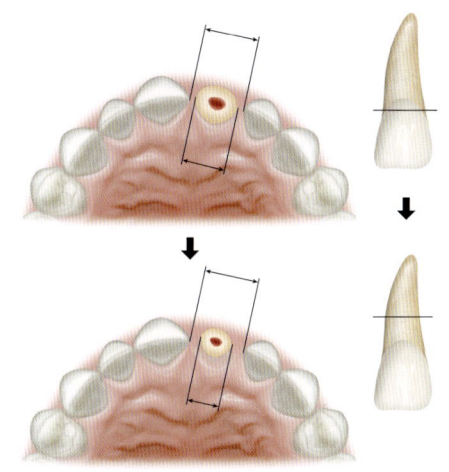

図43　挺出により歯頸部の径は短くなる

●露髄を伴う場合（複雑性）の治療手順

　歯冠側破折片を除去する前に隣在歯と固定した状態で根管治療を行う。歯冠側を除去しない理由はラバーダム装着など、治療を行う際に歯冠側破折片が存在する方が有利であるためである。

　根管治療後、矯正的挺出を行う。挺出可能な範囲は患歯の歯冠歯根比（1:1まで）を考慮する。

　根未完成歯の場合は生活歯髄療法（直接覆髄または歯髄切断）を行う。

　根未完成の前歯の不完全垂直破折の場合、出血で乾燥が難しく断髄のためのアクセスが確保できないことがある。その場合は、破折表面をレジン修復で保護し、挺出後、アクセス可能な位置に歯牙を移動させて断髄を行う。

　挺出、固定が終了したら歯冠修復に移行する。

　時間がかかり複雑な治療法だが、理想的な歯周組織の回復と審美的な結果を得られる方法である。

⊙ 破折片の外科的挺出（意図的再植）/surgical extrusion with or without 180° rotation

1978年にTegsjoら[95,96]によって発表され、その後にKahnberg[97〜100]、Bühler[101]により、改良された方法である。歯根側破折片を脱臼させ、意図的再植により挺出させる（図44）。歯根が完成していて、根尖側破折片がポストとクラウンを維持できる長さがある場合に適応される。

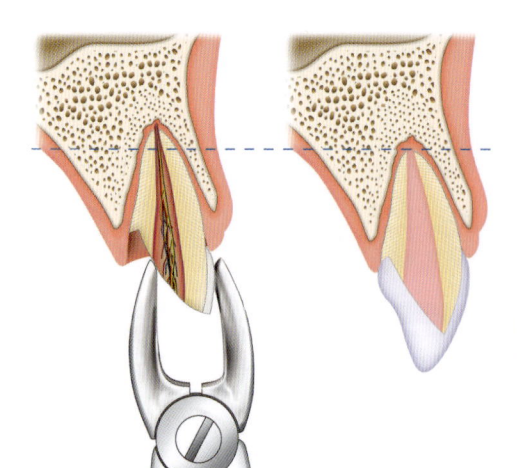

図44　歯根側破折片を意図的再植により挺出させ歯肉縁上に移動させる

　歯髄が生存している単純性の歯冠歯根破折にこの術式を適用すると、歯髄の生活度を失うリスクが高いので、歯髄の保存を考える場合には矯正的挺出がより良い方法である。

　歯根を脱臼させる際にセメント質、歯根膜を傷つけると後の歯根吸収のリスクを高めるので細心の注意が必要である。抜歯した際には、歯根にさらなる破折がないかも入念に調べる必要がある。破折がある場合には再植は禁忌である。

　歯根はより歯冠側に移動させ縫合またはスプリントで固定させる

　口蓋側にむけて斜めに走行した破折では歯根を180°回転させる事でわずかな挺出量ですむ。セメントエナメル境の位置が口蓋と唇側で異なるからである。露出した歯髄はユージノールセメントで保護し3、4週後に根管治療を行う。根管治療後1、2ヵ月で歯冠修復が可能となる。予後は5年後でごくわずかな歯根の表面吸収が報告されている[96,99]。

　10年予後の報告では19歯全てが生存し、うち1歯に歯頸部吸収が報告されている[102]。

　この治療法は他の治療法と比べていくつかの利点がある。

　矯正的挺出に比べ、短期間で治療可能なこと、破折部の外科的露出に比べ隣在歯の骨を削らないため審美的にも有利であり、また外科的挺出時に破折線を視認

できる。

特に歯根側破折片を脱臼後、180°ローテーションを行う意図的再植は予後に置いてもメリットが多いと報告されている[103]。

180°回転させることによって口蓋側の歯肉縁下の破折線が唇側で歯肉縁上に位置することになる。

しかしながら再植時にセメント質や歯根膜を傷つけることで、のちに表面吸収やアンキローシス（置換性吸収）が起こるリスクもあり、注意が必要である。

歯牙を保存し機能させる方法以外の方法は以下二つである。

歯を保存しないタイプの治療

⦿ 垂直的埋没

若年者で歯冠修復が不可能な歯冠歯根破折では、歯根側破折片を歯髄も含め歯槽骨内に保存する事も選択肢となりえる。このことにより歯槽骨の高さと幅を維持する[104, 105]。成長が終了したら抜歯、インプラント、ブリッジなどの治療を行う。

⦿ 抜歯

上記の治療法に当てはまらない場合には抜歯を行う。
抜歯後骨はすぐに吸収するので注意する。

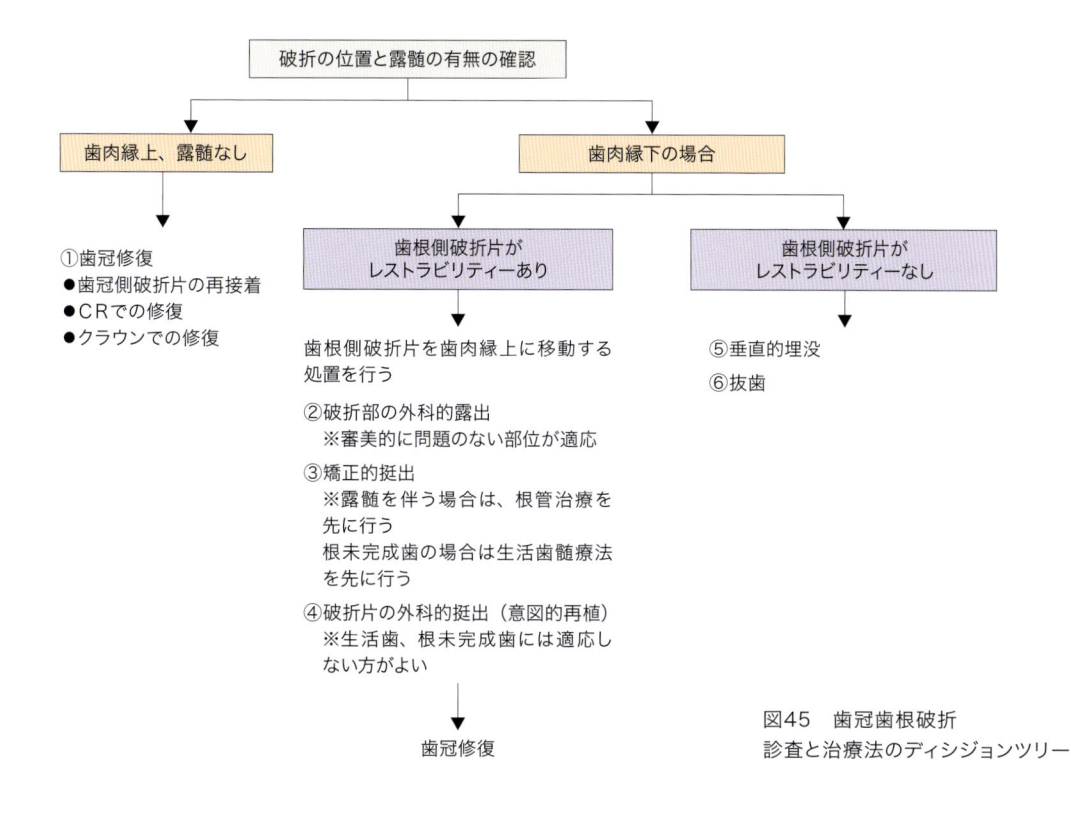

```
                    破折の位置と露髄の有無の確認
                              │
            ┌─────────────────┴─────────────────┐
       歯肉縁上、露髄なし                      歯肉縁下の場合
            │                    ┌──────────────┴──────────────┐
            ↓              歯根側破折片が               歯根側破折片が
       ①歯冠修復          レストラビリティーあり         レストラビリティーなし
       ●歯冠側破折片の再接着        │                         │
       ●CRでの修復      歯根側破折片を歯肉縁上に移動する        ⑤垂直的埋没
       ●クラウンでの修復   処置を行う                        ⑥抜歯
                        ②破折部の外科的露出
                          ※審美的に問題のない部位が適応
                        ③矯正的挺出
                          ※露髄を伴う場合は、根管治療を
                          先に行う
                          根未完成歯の場合は生活歯髄療法
                          を先に行う
                        ④破折片の外科的挺出（意図的再植）
                          ※生活歯、根未完成歯には適応し
                          ない方がよい
                              ↓
                           歯冠修復
```

図45　歯冠歯根破折
診査と治療法のディシジョンツリー

5.（4）歯根破折

象牙質、セメント質、歯髄を巻き込む破折で、殴打や異物によって前方から歯に衝撃が加わる事で起こる比較的稀な病態である。発生頻度は乳歯では外傷歯のうちの2～4%[1,2,106,107]、永久歯では外傷歯のうち0.5～7%と報告されている[1,2,4,5,108～113]。根未完成歯ではあまり起こらないと報告されているが[114～116]、起こった場合には治癒率が高いといわれている。

破折部位は歯槽骨内に存在し、口腔と交通しない。衝撃により歯冠側破折片の歯根膜が圧縮、断裂し、歯髄は伸展または引き裂かれる。

歯根破折はその破折部位により、歯冠側、歯根中央部、根尖側の大きく3つに分類される。

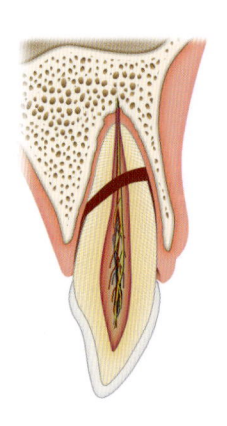

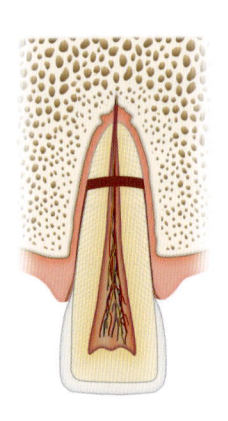

図46　歯根破折
破折部は歯槽骨内に存在し、口腔と交通しない

症例5・症例6

14歳男性　|2
歯冠側での歯根破折
（群馬県　ひので歯科医院
高橋宏征先生　提供）

68歳男性　|5
歯根側での歯根破折
（群馬県　ひので歯科医院
高橋宏征先生　提供）

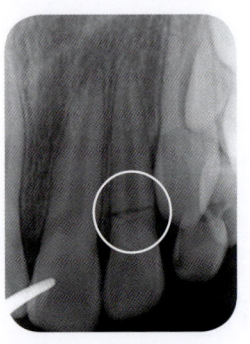

図47

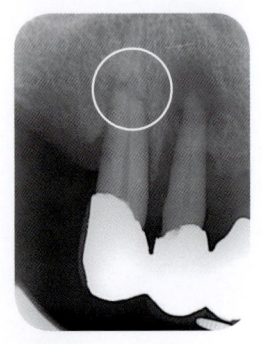

図48

❶診査法

視診では、歯冠の位置異常が脱臼によるか歯根破折によるかは区別できない。エックス線検査で判断する。

❷エックス線所見

歯根破折はエックス線の方向によっては検出できない場合があるので注意が必要である。エックス線ビームの垂直的方向が破折平面の15〜20°以内の範囲の場合には検出可能であり、それ以外では検出不可能である。歯根破折の疑いがある場合は、通常の角度より＋15°垂直的に角度をつけたものと−15°角度をつけたもの、2枚の撮影を加える。また受傷直後の歯根破折は検出されないこともしばしばあるので注意が必要である。

エックス線の角度

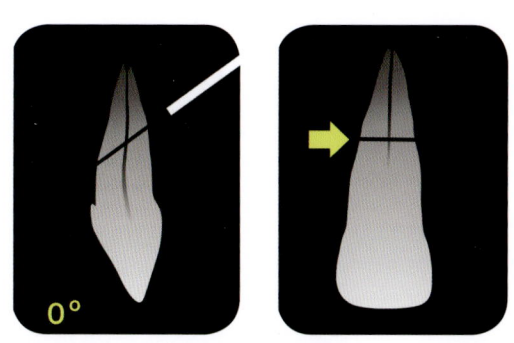

図49　破折平面に対し0°：検出可能

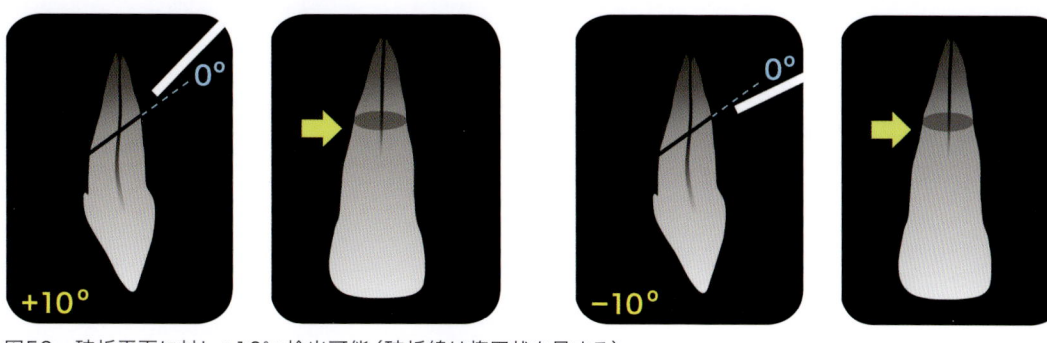

図50　破折平面に対し±10°：検出可能（破折線は楕円状を呈する）

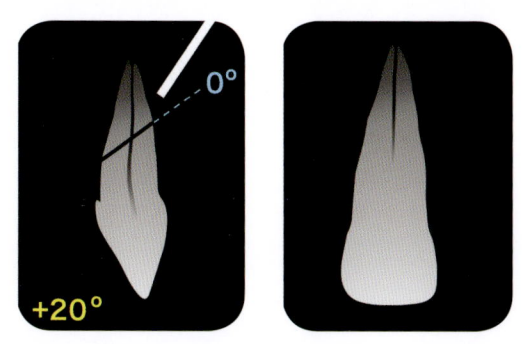

図51　破折平面に対し±20°以上：検出不可能

❸治癒と病理

破折部の治癒は、歯髄由来の組織（図52B）と歯周組織由来（図52C）の組織から起こる。この治癒のプロセスは、それぞれ独立しており、創傷部位を閉じようと、ときに競合的になる。

破折部歯髄の正常度によって2種類の治癒形態をとり、歯冠側歯髄が感染すると治癒せず病的な状態となる。

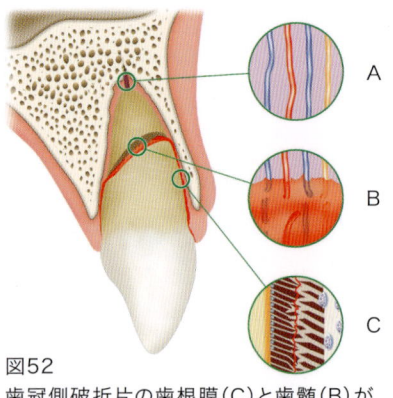

図52
歯冠側破折片の歯根膜（C）と歯髄（B）が傷害され、歯根側歯髄は通常、正常である

以下、治癒形態をとる2つのパターンと病態に陥るパターン、3つのパターンについて説明する。

ⓐ hard tissue healing（硬組織性治癒）
正常な歯髄の血流が存在し感染がない状態での治癒形態

破折部位で歯髄が裂けずに、わずかだけしか伸展してない場合は正常な血流が維持される。この場合、根尖側破折片の歯髄組織の増殖によって治癒するため、硬組織ができる（図53）。

歯髄が健全であれば、感染がない環境での露髄と同じでdentine bridgeが形成される。

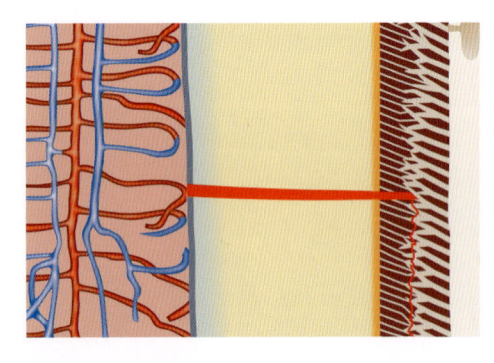

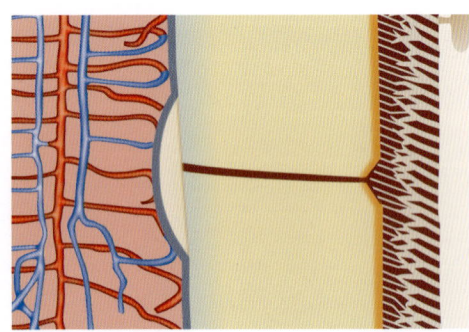

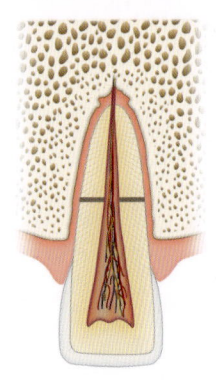

図53　石灰化組織による治癒
歯髄損傷がわずかな場合、根尖側破折片の歯髄由来の細胞の増殖により破折部に硬組織が形成される

Hammer H.らによる犬の実験で、象牙芽細胞の前駆細胞が補充され、dentine bridgeが形成され、破折後2週間で根尖側破折片と歯冠側破折片がつながることが報告されている[117]。その後、歯根膜からの組織の増殖でセメント質の添加が起こる。

　この硬組織性治癒は受傷後3ヵ月以内にはエックス線で診断できず、完了するのに数年かかるとも報告されている[115、118、119]。

　破折片をつなぐ硬組織についての組織学的な研究は多く報告されている[114、120〜125]。破折部は、セメント質、象牙質、象牙質様硬組織が見られる。表層側はセメント質での不完全な修復となり、より内側は象牙質での修復と考えられている。

　破折ラインのセメント質の添加による修復は、歯根吸収のプロセスによって先導される。破折ラインのギャップは完全にセメント質で修復されるのではなく、歯根膜由来の結合組織が散在する。そのため破折片が完全に固定されてもエックス線では破折ラインが（透過像として）認められる。根尖側破折片の部分的な歯髄腔の閉塞もよくみられる。

臨床所見

　この治癒形態をとる歯根破折歯は正常な動揺度、打診反応、歯髄の知覚反応を示す。

　この治癒形態をとれるかどうかは歯髄の健康度に左右される。

　しかたがって受傷時に、脱臼を思わせる位置異常がほぼない場合の歯根破折でよく見られる治癒形態である。

ⓑ connective tissue healing（結合組織性治癒）
歯髄の血流が傷害され感染がない場合の治癒形態

　歯髄の中程度の損傷と関連する治療形態である。歯冠側破折片の位置移動によって歯髄がさける、または大きく伸展した場合等、歯髄由来組織ではなく、歯根膜由来の組織での治癒が優位になり、破折部に増殖し、結合組織が介在する治癒形態となる。

　このような治癒形態になる理由は、歯冠側で切断された歯髄や重度に伸展した歯髄では、まず歯冠部歯髄のrevascularizationが先に起こるためである。

　歯髄由来細胞によるrevascularizationが進んでいる間に、歯根膜由来の細胞が、破折部の治癒のプロセスを優位に支配し、破折面に結合組織を増殖させるので、結果、結合組織が介在した治癒となる[126]。

このタイプの治癒では初期に内部吸収、外部吸収、歯髄腔の閉塞がみられる。

破折表面は初期の吸収後に添加されるセメント質と結合組織でおおわれる[127〜129]。

第二象牙質の形成によって歯冠側破折片に『新たなapical foramen（根尖孔）』が形成される[118、119、130〜132]。

エックス線所見では、通常は破折部のエッジ（辺縁）が丸くなり（外部表面吸収）歯冠側と歯根側の間は透過像によって分かれる。

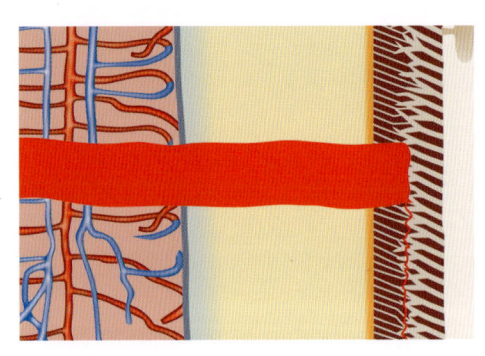

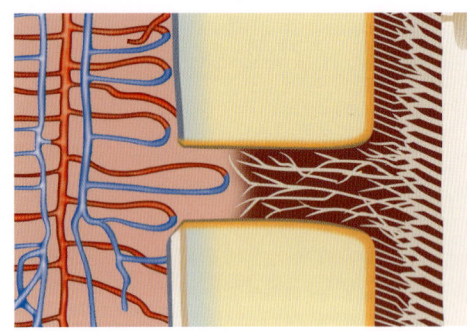

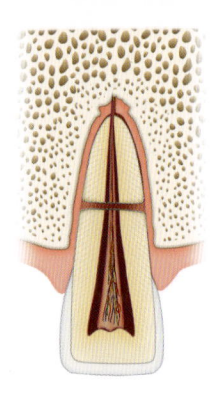

図54　結合組織の介在による治療
歯髄が中程度に損傷しているため、歯髄のrevascularizationが破折部の治癒より優先される。その間に歯根膜由来の細胞が破折部の治癒を支配し、結合組織が介在する治癒となる

臨床所見

歯牙は動揺がないかまたはわずかに動揺し、打診でわずかに反応する。歯髄の知覚反応は正常範囲内である。

この段階では治療の必要はないが、いくつかのケースでは後にアンキローシスを起こすことがあるため受傷後1年は頻繁に経過観察での診査を行い、その後も長期の経過観察が推奨される。

結合組織と骨が介在するケース

　破折部に骨と結合組織が介在し、歯根膜でおおわれる治癒形態をとる場合がある。

　歯槽突起が完全に成長が終わる前に受傷する結果、歯冠側破折片が萌出し続け、根尖側破折片は骨内にとどまる。

　両方の破折片の間に骨と歯根膜が介在し、歯髄腔の閉塞がみられる。歯牙は動揺がなく、歯髄の知覚反応は正常である。

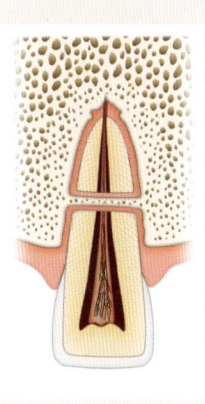

図55　結合組織と骨の介在による治療

ⓒ感染によるnon healingの場合（歯冠部歯髄に感染が起こる場合）

　歯冠部歯髄が壊死し、細菌感染が起こる場合には、炎症性肉芽組織が破折部を介在するように増殖し、病的な状態となる[114,133〜135]。感染は歯冠部の壊死歯髄に起こり、歯根側歯髄は通常生活歯髄である[114]（まれに、感染源が破折ラインと歯肉溝が交通することによる場合もある）。

　歯根部歯髄、歯根膜由来の組織から炎症性の肉芽組織が増殖し、歯冠部破折片と歯根部破折片は肉芽組織により完全に分断されるため歯冠部破折片はゆるむ（動揺が起こる）。

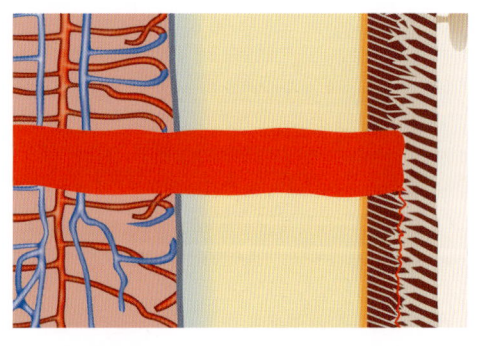

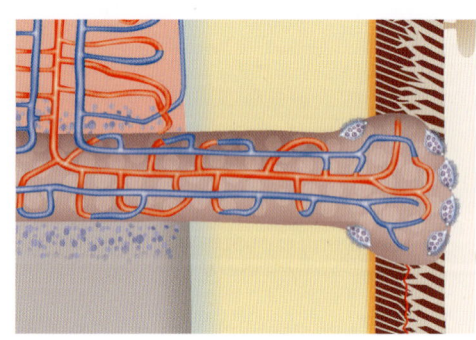

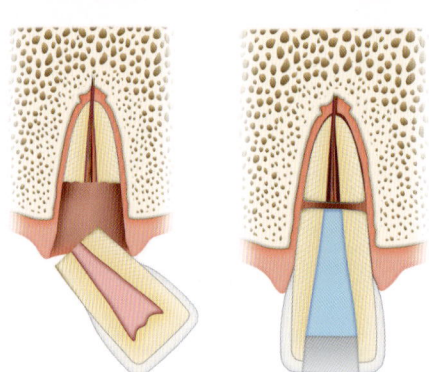

図56　肉芽組織の介在
歯冠部歯髄の壊死・感染により、破折線に沿って炎症性肉芽組織が増殖する

臨床所見

　歯冠側は動揺し、打診に反応する。

　歯が固定されている場合は歯根側破折片は歯根側に移動し、しばしばフラクチャーラインあたりの頰側粘膜にフィステルが見られる場合もある[114]。

　受傷時の歯髄生活性検査（−）反応は歯髄の損傷を反映しており、その後の歯髄壊死と大きく関連するが、徐々に回復することもしばしばある。一方（＋）反応は必ずしも硬組織性治癒や結合組織性治癒を予想するものではない[126]。また受傷後2ヵ月以内に歯髄が壊死する場合、破折部近接に透過像がみられる。いずれの場合も受傷後の定期的な歯髄のモニタリングとエックス線検査が推奨される。

エックス線所見では、破折ラインは広がり、歯根膜腔は消失し皮質骨希薄化がみられる。その後、近隣の歯周組織にも透過像が広がる[136]。この変化は歯髄壊死後、通常3ヵ月以内で起こると言われている。

❹治療法（図57：歯根破折のディシジョンツリー参照）

まずは破折位置の確認をする。

歯頸部付近での歯根破折の場合は、破折が歯肉溝に近い、または交通しているかどうかが、治療法選択に重要なポイントとなってくる。歯頸部1/3での破折でも、歯槽骨の下に位置している場合は多くの報告で治癒可能といわれている[114, 139, 140]。破折が歯肉溝に交通または近い場合、硬組織性治癒の可能性は低いため歯冠側破折片を除去し、矯正か外科で歯根側を挺出させて機能が可能かを評価する。クラウンをサポートできるかどうかが歯牙保存の判断基準となる。根尖側での破折は、通常初期の処置を必要としない。

破折部位が歯槽骨より下の場合は、基本的に、変位があるか、動揺があるかで応急処置の必要の有無を決める。動揺も変位もなければ受傷直後の処置は必要ないことが多い。

歯冠側に変位がある場合には治療の原則は復位と固定である。受傷直後であれば手指での復位は容易に可能と報告されている[137, 138]。

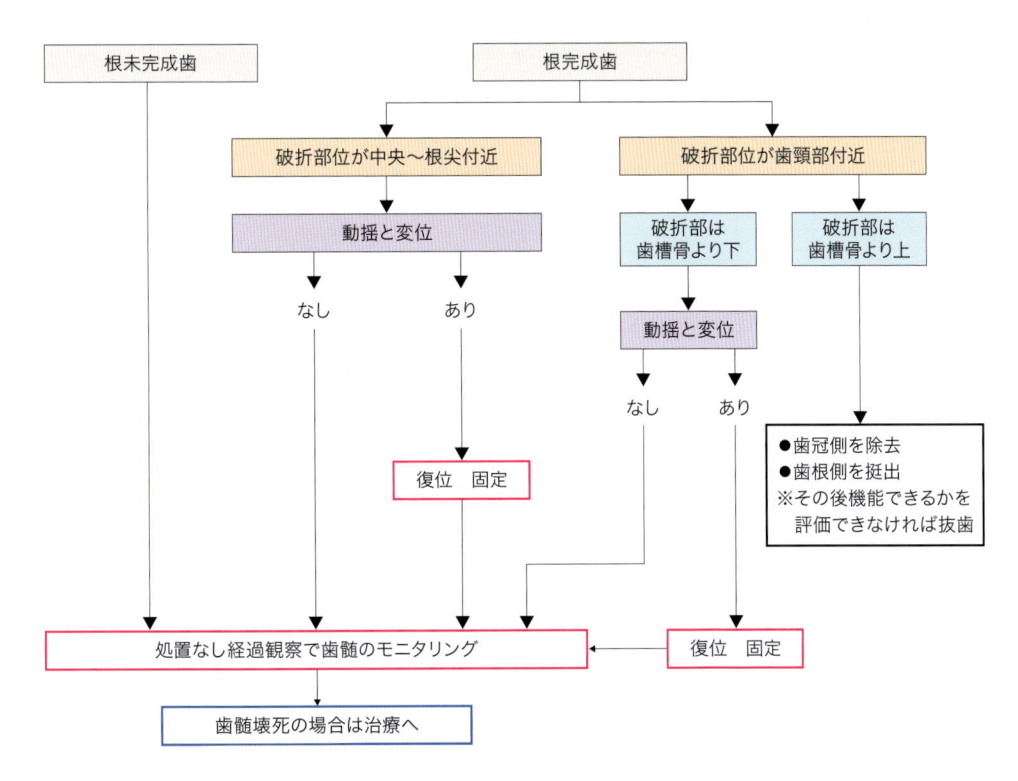

図57　歯根破折　診査と治療のディシジョンツリー

❺復位と固定

　復位の時に抵抗を感じる場合、唇側の骨が割れている可能性が有る。その場合、先に骨を復位する必要がある。復位後はエックス線でポジションをチェックする。

　固定の方法は完全に硬くない固定、たとえばレジンでの固定を行う。

　矯正バンドなど強力な固定は禁忌である。なぜなら強い力での固定は歯冠側の位置移動を引き起こし、すでにダメージを受けている歯髄にさらなるダメージをあたえ、歯髄壊死を引き起こす可能性がある。

　固定の期間は歯根膜の修復のために通常4～6週間必要で、それ以上の期間行うメリットはないと報告されている[116]。受傷から時間が経つと破折部に肉芽組織が入り込むことで復位が困難になり、矯正治療が必要となる場合もあるので来院時に変位が見られる場合は、すぐに復位と固定を行う。

歯根破折歯の診査から復位、固定までの流れ[1]

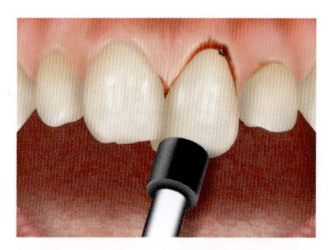

図58　診査　歯髄生活性検査を行う。歯冠の位置異常があり、復位が必要な場合は麻酔を行う

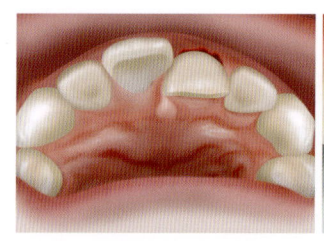

図59　歯槽骨にダメージをあたえないように注意をしながら指で歯牙を押しながら復位を行う

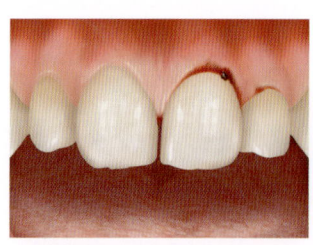

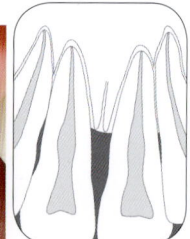

図60　正常な位置に復位したかどうかをエックス線で確認する

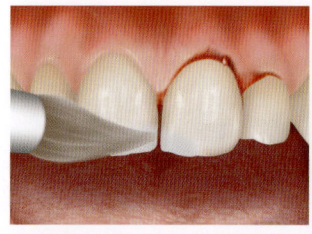

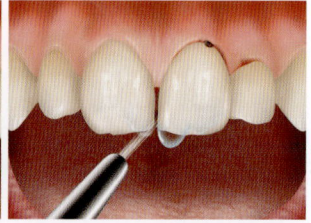

図61　即時重合レジンでの固定　歯根破折歯と両隣在歯の唇面にリン酸エッチングを行う（30秒）

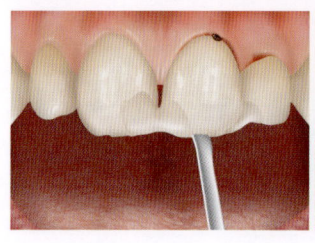

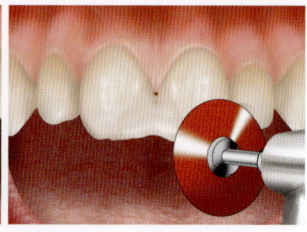

図62　水洗乾燥後、即時重合レジンで患歯から両隣在歯にかけて固定を行う。硬化後、形態修正と研磨を行う。4～6週後、感染の兆候がないことを歯髄の知覚反応とエックス線検査で確認したら、固定を除去する。その後も長期にわたって経過観察を行う

歯根破折歯が脱臼歯にくらべ歯髄が生存しやすい理由

　歯根破折歯は、脱臼よりも歯髄が生存しやすいと報告されている。なぜなら、傷ついた歯髄の状況が脱臼歯の場合と異なるからである。治癒の過程で歯根膜から歯髄へ血管の吻合が起こるが、脱臼の場合には根尖孔まわりの組織からしか血管の吻合は起こらない。一方、歯根破折では、破折部の範囲が大きく歯髄腔にも歯周組織にも接しているので、血管の吻合、血液の再供給が起こりやすい。歯髄の浮腫が起こっても、圧は破折部に逃げるので、歯髄の血管にかかる圧が少なくなる。また破折すること自体が根尖にかかるダメージを防ぐ。このことによって歯根破折歯では歯髄が生存しやすい。

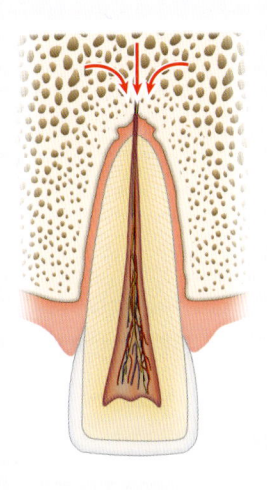

図63　脱臼の場合、歯髄への血管吻合のルートは範囲が小さい

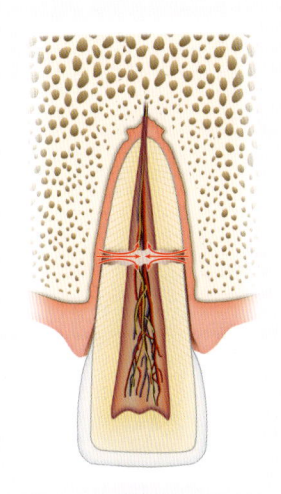

図64　歯根破折の場合、歯髄への血管吻合のルートは範囲が大きい

外傷歯歯髄の細菌感染、細菌の由来は？　3つの仮説

　通常、外傷による歯根破折では歯冠部の歯質は健全である。では歯冠部歯髄に起こる細菌感染はどこから由来するのか？　この細菌の由来については、いまだに明らかになっておらず議論されており、現在3つの仮説が提唱されている。

①傷害をうけた歯根膜の裂け目から：外傷によって裂けた歯周組織の血管に歯肉溝や歯周ポケットからの細菌が入り根管に到達するという考え[141]。

②象牙細管が露出したところから：歯冠破折部位や、エナメル質の亀裂、露出した歯頸部など。

③アナコレーシス（血管を介して）：細菌が血流によって根尖部に運ばれて根管内に侵入し、そして根管内の感染を引き起こすという説で、無傷にみえる外傷歯が感染根管になるメカニズムとして提唱されているが[142,143]、この説を裏づける確かなエビデンスは現在ない。

アナコレーシスを否定する研究を以下に紹介する。

Delivanis PD et al. (1984)

　猫をもちいた*in vivo*の実験で、血流を実験的に感染させ意図的にオーバーインスツルメンテーションをさせて菌血症にするまでは、根管内に細菌は到達することができなかったと報告している[144]。

　では、細菌の感染経路はどこからか？　アナコレーシスが今まで科学的に証明された事がないため、現在では象牙細管が露出したところから（歯冠破折部位や、エナメル質の亀裂、露出した歯頸部など）が有力と考えられている。

Tronstad &Langeland (1971) らは明らかに無傷な歯でもエナメル質や象牙質に達するクラックがあることを報告している[145]。

Love RM.(1996)は*in vitro*の実験的で、無傷の上顎中切歯に外傷の刺激をあたえ、それによって生じたエナメル質、象牙質のクラックが細菌の通りになり根管内に細菌が侵入する可能性を報告している[146]。

　一本のクラックで多数の象牙細管が口腔内に露出しえる。クラックがプラークでおおわれると、細菌の侵入経路になる。

　現在得られるエビデンスでは主要な感染経路は象牙質に達するエナメル質のクラックであるという考えが有力である[146,147]。

　細菌のルートが何であれ、外傷後生活歯髄である限りは象牙細管内容物で細菌の侵入を防げるが、壊死歯髄になってしまうと宿主の防御機構が機能しないため細菌の侵入に抵抗できず、残存象牙質の厚みに関わらず容易に根管が感染すると考えられる。

❻歯冠側が歯髄壊死をする場合の治療

根管治療は基本的に歯冠側破折片のみとなるが（根尖側は多くの場合、非感染を保っている）、当然、歯根破折端は根尖狭窄部のないアペキシフィケーションを目指すこととなる。根尖端は非常に大きく、シーリングにガッタパーチャポイントを使用する場合はカスタマイズが必要となり、加えて根尖側破折片との間にガッタパーチャが溢出すると、高頻度で治癒が得られないとの報告もあるため、MTAセメントの利用が有効と考えられる。治療手順は、根未完成歯のアペキシフィケーションと同様である。通常の処置より複雑となるため、専門医への対診を含めた意思決定が必要であろう。破折が治癒したあとに二次的に壊死になったようなケースでは、破折片間の隙間が少なく治療は成功しやすい。

根尖側破折片が感染を起こした場合は、歯冠側からのアプローチはたいてい困難、あるいは不可能であるため、外科的に歯根側破折片を摘出する。

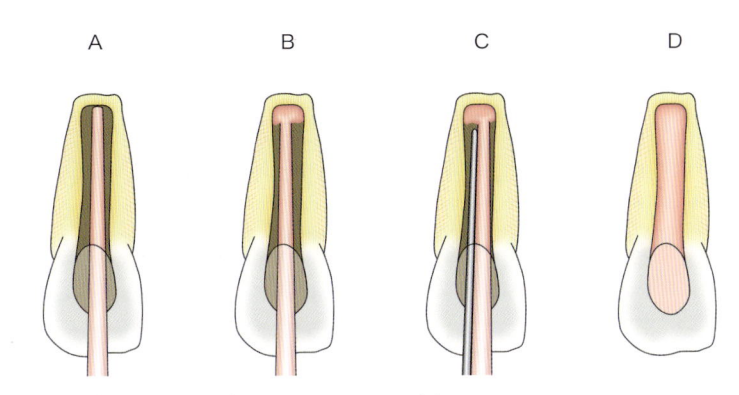

図66　ガッタパーチャポイントのカスタマイズ法
A：適切なサイズのメインポイントを選択する。B：ポイントの先端を熱して軟化し、アピカルバリアに押しつけ先端の形をカスタマイズする。C：側方加圧充填を行う。
D：根管充填後

<u>抜歯の場合</u>

歯根側破折片の抜歯で唇側骨を傷つけると審美的な問題を引き起こすため注意が必要である。ソケットから抜歯できない部分はフラップをあけてosteotomyを行い、そこから押して歯根側破折片を摘出する。唇側歯槽骨が破壊されてはいけない。

<u>歯槽骨萎縮を防ぐ方法</u>

歯槽骨の萎縮を防ぐための代替案は歯根側の破折片をそのまま意図的に残すことである。通常歯根側歯髄は生活歯髄である。このようにすることで、実験的な研究からは歯槽骨の吸収を防ぐと思われているが、[148〜150]この方法に信頼性があるかどうかは長期的なclinical trialでの結果を待つ必要があるだろう。

症例7

75歳男性　|1 歯根破折　歯冠側歯髄壊死症例
（4章症例19参照P.131）

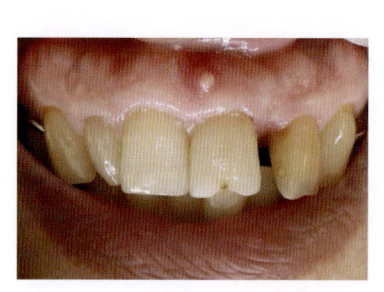

図67　口腔内写真
|1 にサイナストラクトを認める

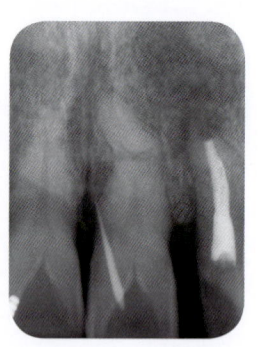

図68　サイナストラクトに
ガッタパーチャポイントを
挿入したエックス線写真

❼治癒のタイプに影響する因子

　歯髄壊死になるか、どのタイプの治癒形態をとるか、に影響する因子としては歯根の成長度、歯髄腔の大きさ（血流性）、受傷の程度、範囲によっても左右される。歯冠側破折片の変位量、つまり受傷時の歯髄の伸展（ダメージ）度合いは特に大きく影響する。

　根未完成歯で、歯冠側破折片の変位量が少ないほど治癒に有利である。適切な復位と柔軟性ある固定が良好な治癒を招くため、治療法も予後に大きく関わると言える。また、破折部の位置や、破折の方向が完全に水平なのか、歯頸部と歯根中央部を巻き込むように斜めなのかも考慮すべき重要ポイントとなってくる。

　最近の長期予後を調査した研究[140]では94の歯頸部歯根破折のうち44％が歯を喪失しており、歯根中央部の水平破折、斜めの破折では8％のみ喪失している。

　その他の破折の治癒形態に影響する因子は受傷時に歯冠修復されているか、辺縁性歯周炎があるかどうかも影響すると考えられている。

❽予後/follow up

　歯根破折歯の経過観察では、歯髄の生活能のモニタリングを行う。歯髄壊死の発生率は20～40％と報告されており[113,115,151～153]、歯髄生存の可能性は十分にある。また、歯根破折の予後でよくみられるのは、歯根吸収と歯髄腔閉塞である。

　部分的、また完全な歯髄腔の閉塞は歯根破折後の共通する所見であり、臨床研究

では永久歯切歯の歯根破折で、69〜73％に歯髄腔閉塞が報告されている[112,118,119,153,154]。歯根吸収は永久歯切歯の歯根破折の症例の60％で破折部辺縁の歯根膜に接した部分や、根管との境界部に歯根吸収がみられたと報告されている[118]。

❾サバイバルレート

歯根破折歯の長期予後を調査した研究は一つのみであるが、10年後83％の歯根破折歯の生存が報告されている[155]。

症例集

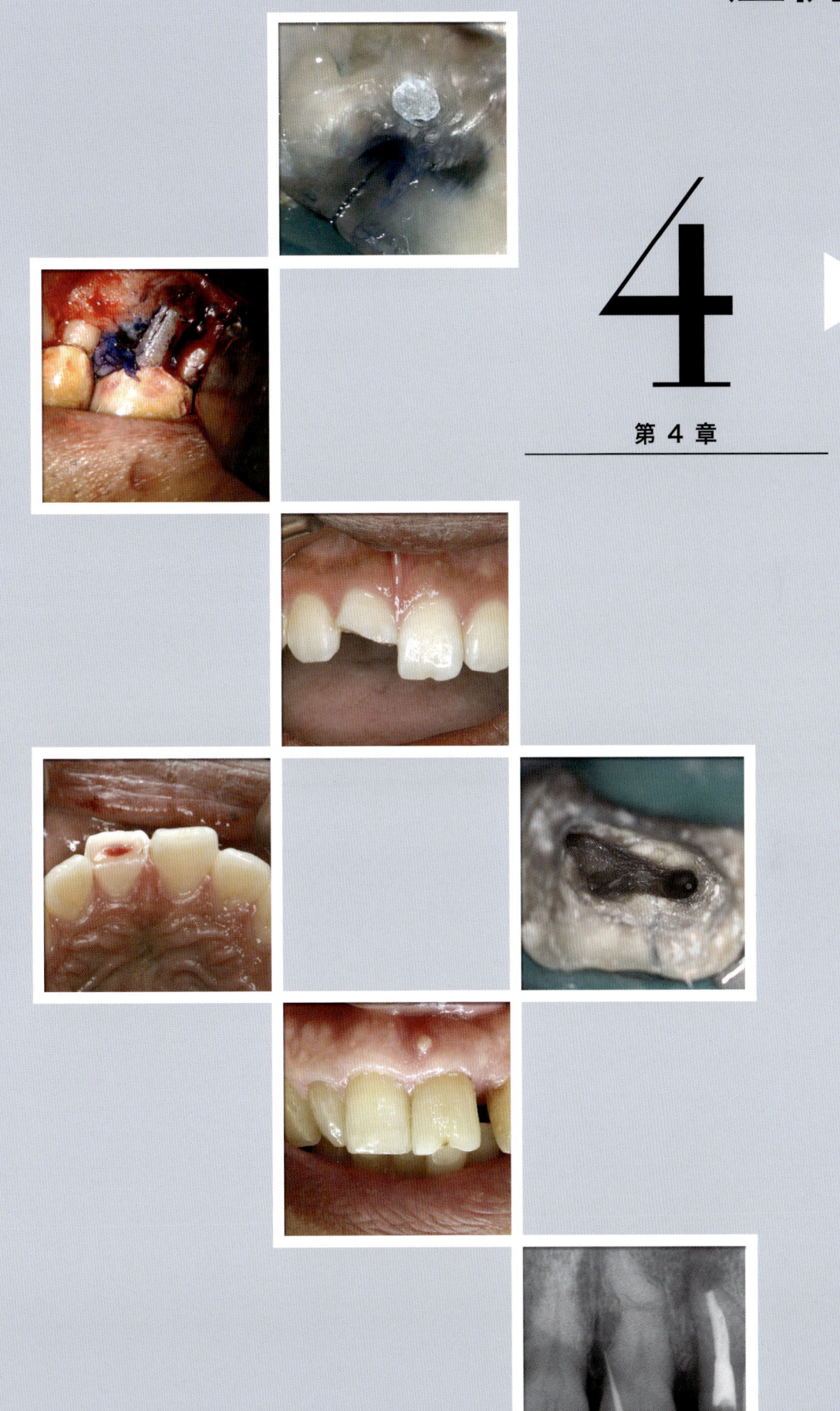

第 4 章

垂直性歯牙破折

症例1

年齢：50歳
性別：女性
主訴：ぶつっと白いものができた
部位：|2
診断：歯髄：根管充塡歯
　　　根尖歯周組織：根尖性歯周炎
　　　（症状なし）
　　　その他所見：サイナストラクト、プロービングデプス2mm
処置：根管治療　予後不良の際の外科的歯内療法

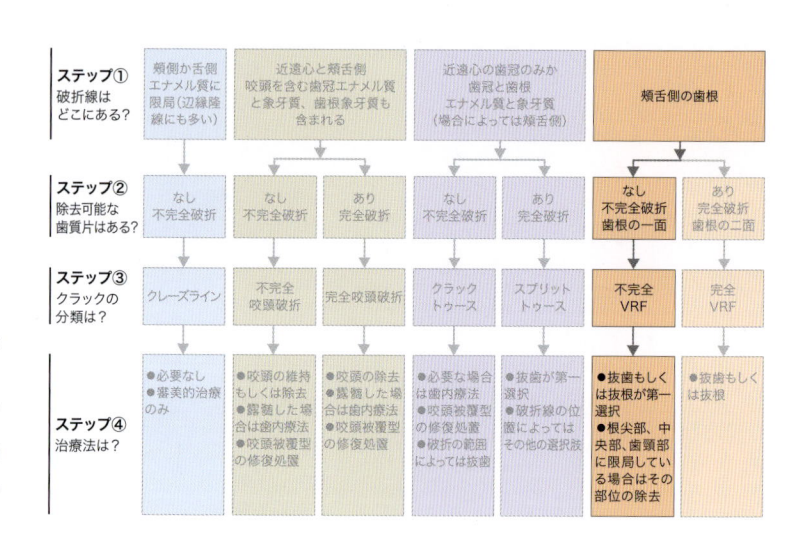

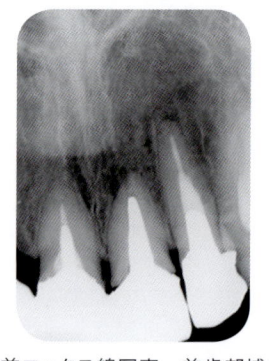

ステップ① 破折線はどこにある？	頰側か舌側エナメル質に限局（辺縁隆線にも多い）	近遠心と頰舌側咬頭を含む歯冠エナメル質と象牙質、歯根象牙質も含まれる	近遠心の歯冠のみか歯冠と歯根エナメル質と象牙質（場合によっては頰舌側）	頰舌側の歯根	
ステップ② 除去可能な歯質片はある？	なし 不完全破折	なし 不完全破折 / あり 完全破折	なし 不完全破折 / あり 完全破折	なし 不完全破折 歯根の一面	あり 完全破折 歯根の二面
ステップ③ クラックの分類は？	クレーズライン	不完全咬頭破折 / 完全咬頭破折	クラックトゥース / スプリットトゥース	不完全VRF	完全VRF
ステップ④ 治療法は？	●必要なし ●審美的治療のみ	●咬頭の維持もしくは除去 ●露髄した場合は歯内療法 ●咬頭被覆型の修復処置	●咬頭の除去 ●鑑髄した場合は歯内療法 ●咬頭被覆型の修復処置	●必要な場合は歯内療法 ●破折の範囲によっては抜歯	●抜歯が第一選択 ●破折線の位置によってはその他の選択肢	●抜歯もしくは抜根が第一選択 ●根尖部、中央部、歯頸部に限局している場合はその部位の除去	●抜歯もしくは抜根

①術前エックス線写真　前歯部補綴物新製に伴い根管治療を行う事となった

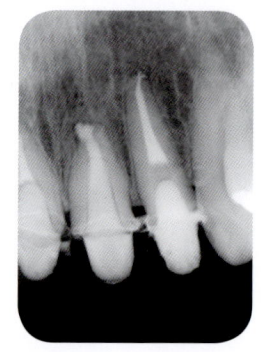

②根管治療後エックス線写真

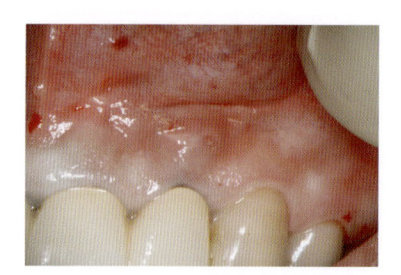

③術後3ヵ月　サイナストラクトの出現。唇側に病的ポケットは存在しない

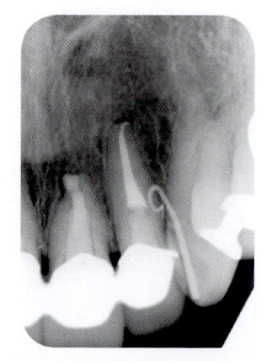

④診断的外科処置直前エックス線写真

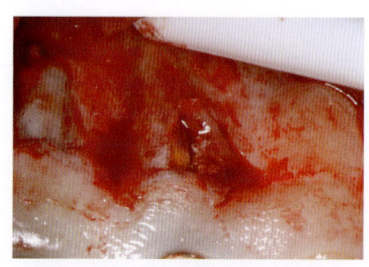

⑤歯肉剝離後　歯頸部の歯肉付着は喪失していない。歯根表面に肉芽組織が存在した

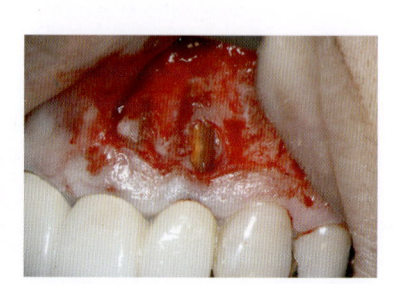

⑥肉芽組織の除去後

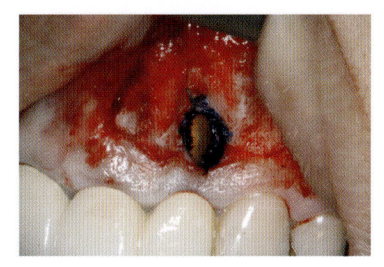

⑦メチレンブルーによる染色

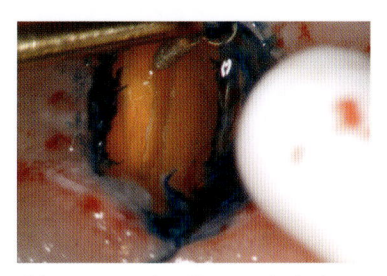

⑧視認できる破折線のみを超音波にて形成した

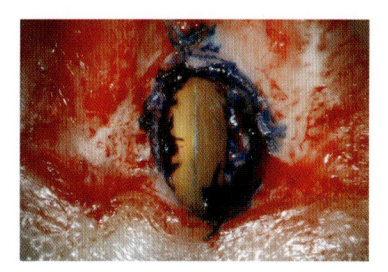

⑨顕微鏡下での診査と破折線の視認
破折線は歯頸側もしくは根尖側に伸長している所見はなかった

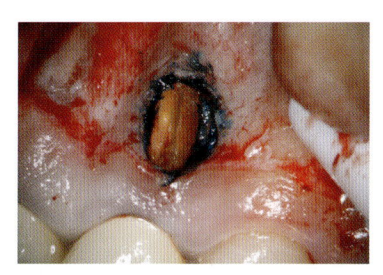

⑩形成後の窩洞

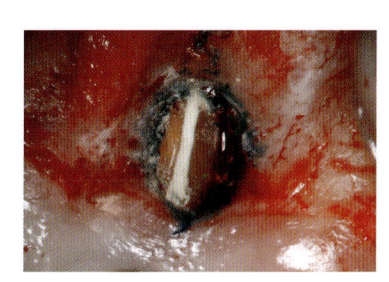

⑪MTAセメントの充塡

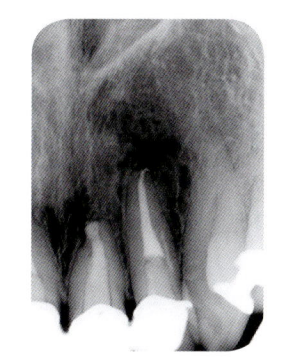

⑫術直後エックス線写真

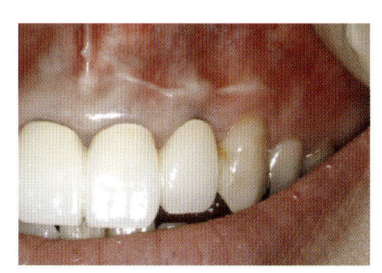

⑬術後2年　サイナストラクトは消失したが歯肉に瘢痕が残ってしまった

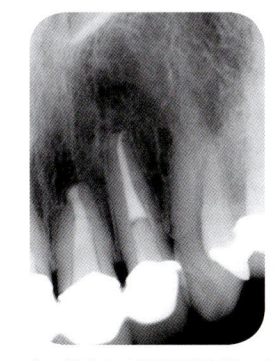

⑭エックス線的にも問題は確認できない

歯牙破折の分類・診査・診断・マネージメント

垂直性歯牙破折

症例2

年齢：55歳
性別：男性
主訴：物があたると痛い
部位：7|
診断：歯髄：治療開始済
　　　根尖歯周組織：根尖性歯周炎
　　　　　　　　　　（症状あり）
　　　その他所見：クラックトゥース
処置：間接法による咬頭被覆

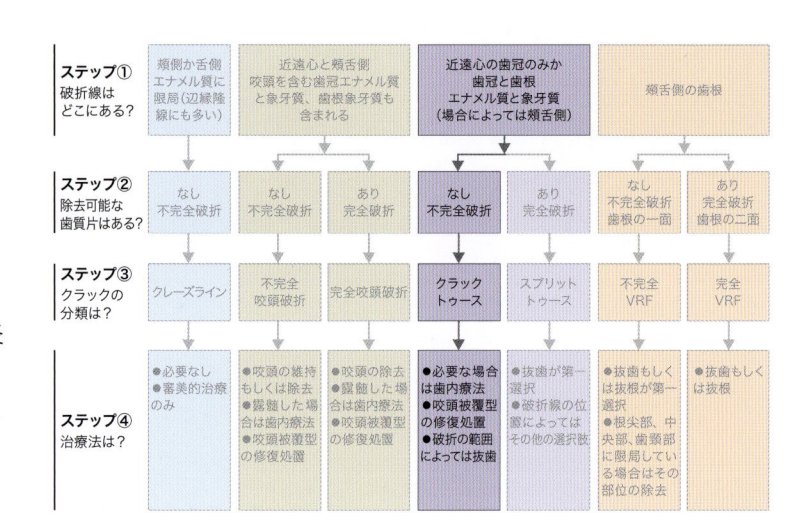

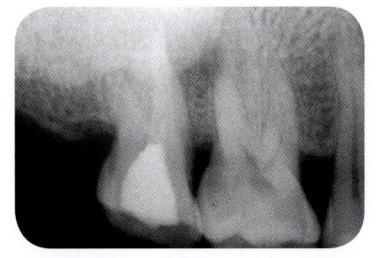

ステップ① 破折線は どこにある？	頬側か舌側 エナメル質に 限局（辺縁隆 線にも多い）	近遠心と頬舌側 咬頭を含む歯冠エナメル質 と象牙質、歯根象牙質も 含まれる		近遠心の歯冠のみか 歯冠と歯根 エナメル質と象牙質 （場合によっては頬舌側）		頬舌側の歯根	
ステップ② 除去可能な 歯質片はある？	なし 不完全破折	なし 不完全破折	あり 完全破折	なし 不完全破折	あり 完全破折	なし 不完全破折 歯根の一面	あり 完全破折 歯根の二面
ステップ③ クラックの 分類は？	クレーズライン	不完全 咬頭破折	完全咬頭破折	クラック トゥース	スプリット トゥース	不完全 VRF	完全 VRF
ステップ④ 治療法は？	●必要なし ●審美的治療 　のみ	●咬頭の維持 　もしくは除去 ●露髄した場 　合は歯内療法 ●咬頭被覆型 　の修復処置	●咬頭の除去 ●露髄した場 　合は歯内療法 ●咬頭被覆型 　の修復処置	●必要な場合 　は歯内療法 ●咬頭被覆型 　の修復処置 ●破折の範囲 　によっては抜歯	●抜歯が第一 　選択 ●破折線の位 　置によっては 　その他の選択肢	●抜歯もしく 　は抜根が第一 　選択 ●根尖部、中 　央部、歯頸部 　に限局してい 　る場合はその 　部位の除去	●抜歯もしく 　は抜根

①術前エックス線写真　他院にて根管治療はすでに開始されている。クラックが見つかり、さらに症状が消退しないため紹介された

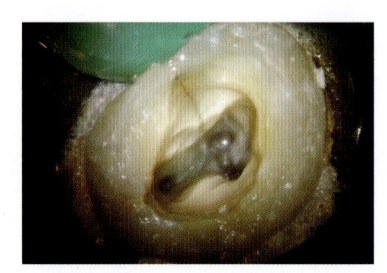

②近心に髄腔に達する破折線

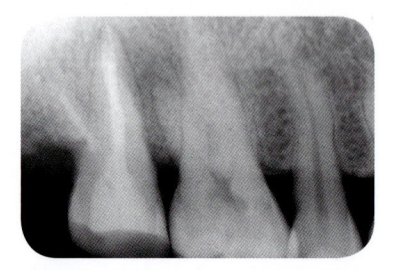

③根管治療後エックス線写真　症状は改善

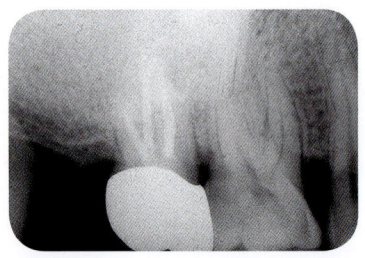

④暫間冠装着後エックス線写真　機能にも問題ないため最終補綴し保存した

症例3

年齢:51歳
性別:男性
主訴:物を噛んだ時に左上の奥歯が痛い。何もしなくても痛い時がある
部位:|6
診断:歯髄:歯髄壊死
　　　根尖歯周組織:根尖性歯周炎
　　　（症状あり）
　　　その他所見:クラックトゥース
処置:間接法による咬頭被覆

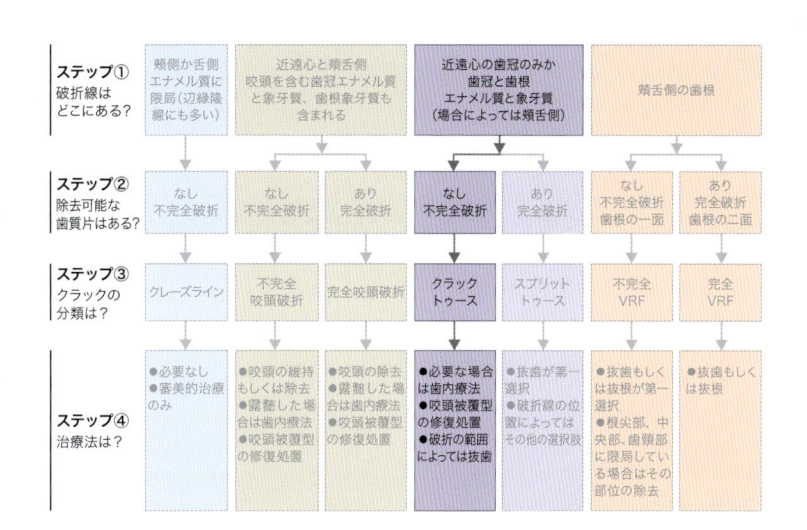

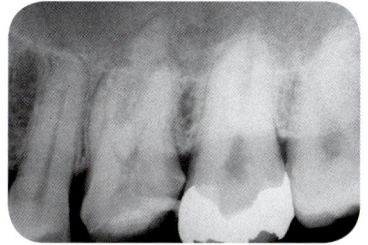

ステップ① 破折線はどこにある?	頬側か舌側エナメル質に限局(辺縁隆線にも多い)	近遠心と頬舌側咬頭を含む歯冠エナメル質と象牙質、歯根象牙質も含まれる		近遠心の歯冠のみか歯冠と歯根エナメル質と象牙質(場合によっては頬舌側)		頬舌側の歯根	
ステップ② 除去可能な歯質片はある?	なし 不完全破折	なし 不完全破折	あり 完全破折	なし 不完全破折	あり 完全破折	なし 不完全破折 歯根の一面	あり 完全破折 歯根の二面
ステップ③ クラックの分類は?	クレーズライン	不完全咬頭破折	完全咬頭破折	クラックトゥース	スプリットトゥース	不完全VRF	完全VRF
ステップ④ 治療法は?	●必要なし ●審美的治療のみ	●咬頭の維持もしくは除去 ●露髄した場合は歯内療法 ●咬頭被覆型の修復処置	●咬頭の除去 ●露髄した場合は歯内療法 ●咬頭被覆型の修復処置	●必要な場合は歯内療法 ●咬頭被覆型の修復処置 ●破折の範囲によっては抜歯	●抜歯が第一選択 ●破折線の位置によってはその他の選択肢	●抜歯もしくは抜根が第一選択 ●根尖部、中央部、歯頸部に限局している場合はその部位の除去	●抜歯もしくは抜根

①術前エックス線写真　前医によるクラックトゥースの診断により暫間冠が装着されたが、打診、咬合痛が消失しないため紹介された

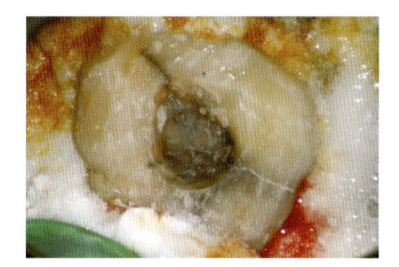

②歯髄生活性検査後、歯髄壊死と診断し窩洞を掘り下げるとクラックが確認できる。まだ髄腔にはアクセスしていない

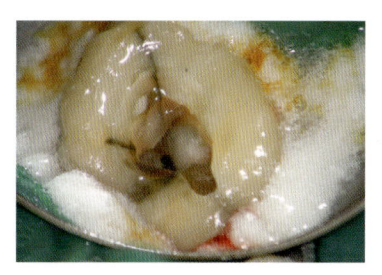

③髄腔にバーが達したところ、頬側、口蓋側ともにクラックは髄腔に及んでいた（頬側クラック像）

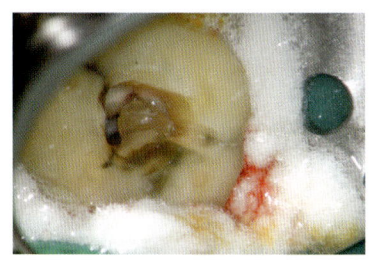

④髄腔にバーが達したところ、口蓋側にクラック像

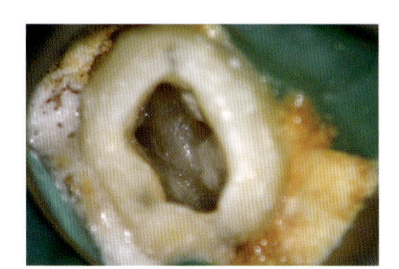

⑤髄床底にクラックは及んでいない

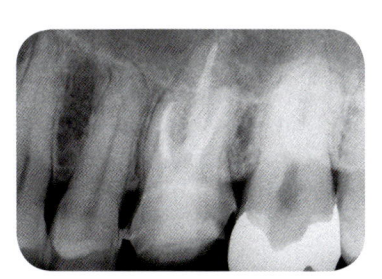

⑥根管充填後エックス線写真　症状は消退している

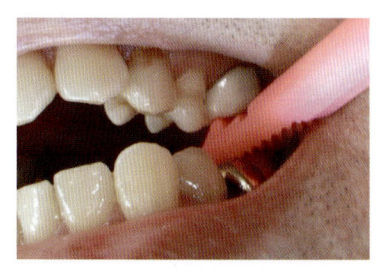

⑦かかりつけ医の元で築造後暫間冠を新たに作製。咬合圧テストで痛みが無い事を確認

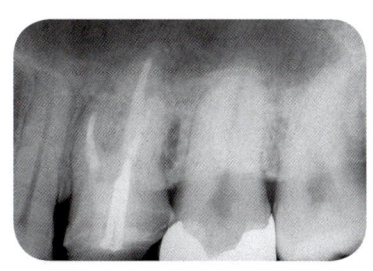

⑧根管充填後3ヵ月　暫間冠装着時のエックス線写真

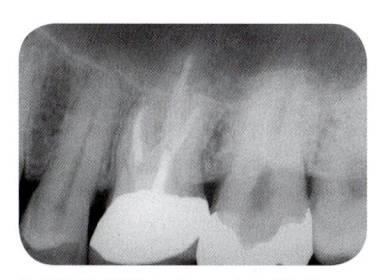

⑨根管充填後6ヵ月エックス線写真　最終補綴物が装着されている

垂直性歯牙破折

症例4

年齢：36歳
性別：女性
主訴：歯が欠けた、硬い物を噛むと痛い
部位：7̄
診断：歯髄：正常
　　　根尖歯周組織：正常
　　　その他所見：クラックトゥース
処置：間接法による咬頭被覆

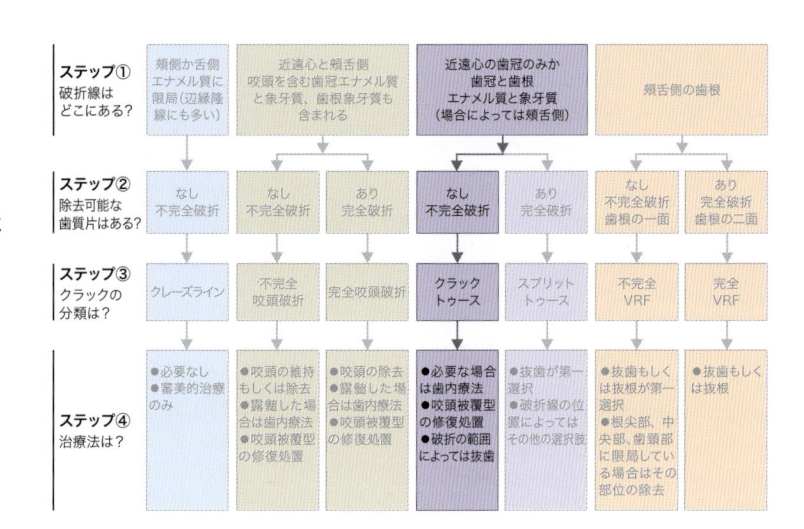

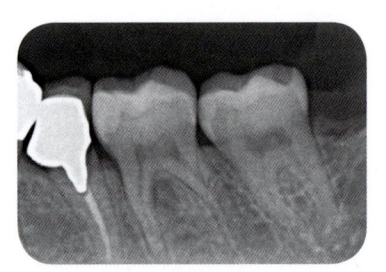

ステップ① 破折線はどこにある？	頬側か舌側エナメル質に限局（辺縁隆線にも多い）	近遠心と頬舌側咬頭を含む歯冠エナメル質と象牙質、歯根象牙質も含まれる		近遠心の歯冠のみか歯冠と歯根エナメル質と象牙質（場合によっては頬舌側）		頬舌側の歯根	
ステップ② 除去可能な歯質片はある？		なし 不完全破折	なし 不完全破折	あり 完全破折	**なし 不完全破折**	あり 完全破折	なし 不完全破折 歯根の一面	あり 完全破折 歯根の二面
ステップ③ クラックの分類は？	クレーズライン	不完全咬頭破折	完全咬頭破折	**クラックトゥース**	スプリットトゥース	不完全VRF	完全VRF
ステップ④ 治療法は？	●必要なし ●審美的治療のみ	●咬頭の維持もしくは除去 ●露髄した場合は歯内療法 ●咬頭被覆型の修復処置	●咬頭の除去 ●露髄した場合は歯内療法 ●咬頭被覆型の修復処置	**●必要な場合は歯内療法 ●咬頭被覆型の修復処置 ●破折の範囲によっては抜歯**	●抜歯が第一選択 ●破折線の位置によってはその他の選択肢	●抜歯もしくは抜根が第一選択 ●根尖部、中央部、歯頸部に限局している場合はその部位の除去	●抜歯もしくは抜根

①7̄ 術前エックス線写真
咀嚼時に痛みが誘発される

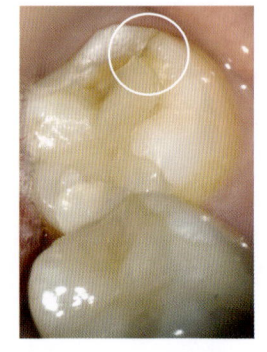

②遠心頬側にクラックを確認

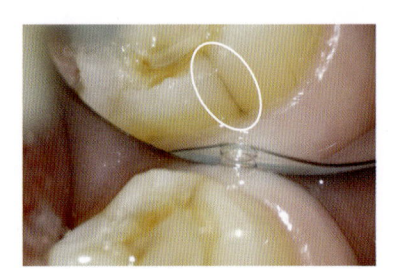

③ミラー使用拡大像

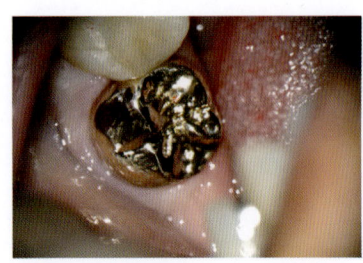

④症状消退確認後、クラックは歯肉辺縁まで伸展し、窩洞の幅も広いためフルカバレッジクラウンで修復

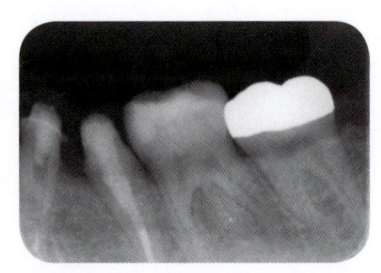

⑤術後エックス線写真

症例5

年齢:49歳
性別:男性
主訴:歯がかけた
部位:7⏌
診断:歯髄:正常
　　　根尖歯周組織:正常
処置:間接法による咬頭被覆

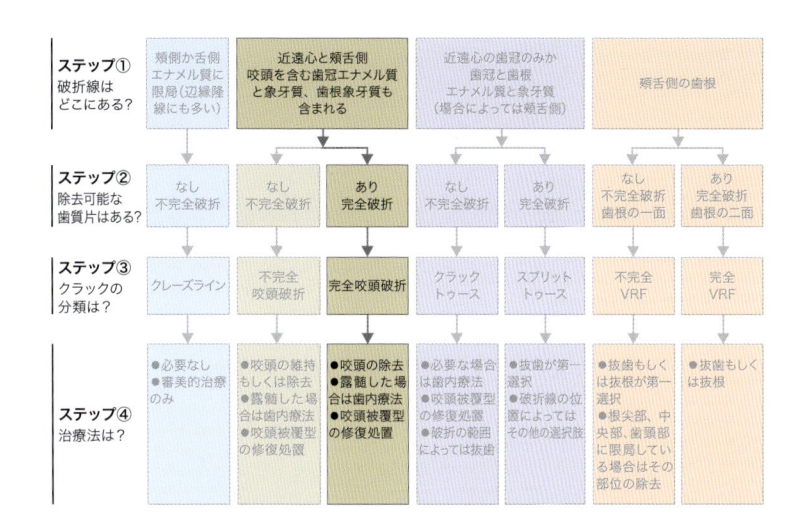

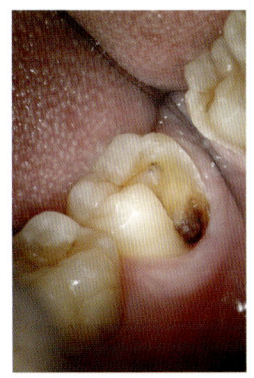

ステップ① 破折線はどこにある?	頬側か舌側エナメル質に限局(辺縁隆線にも多い)	近遠心と頬舌側咬頭を含む歯冠エナメル質と象牙質、歯根象牙質も含まれる	近遠心の歯冠のみか歯冠と歯根エナメル質と象牙質(場合によっては頬舌側)	頬舌側の歯根
ステップ② 除去可能な歯質片はある?	なし 不完全破折	なし 不完全破折 / あり 完全破折	なし 不完全破折 / あり 完全破折	なし 不完全破折 歯根の一面 / あり 完全破折 歯根の二面
ステップ③ クラックの分類は?	クレーズライン	不完全咬頭破折 / 完全咬頭破折	クラックトゥース / スプリットトゥース	不完全VRF / 完全VRF
ステップ④ 治療法は?	●必要なし ●審美的治療のみ	●咬頭の維持もしくは除去 ●露髄した場合は歯内療法 ●咬頭被覆型の修復処置 / ●咬頭の除去 ●露髄した場合は歯内療法 ●咬頭被覆型の修復処置	●必要な場合は歯内療法 ●咬頭被覆型 ●破折の範囲によっては抜歯 / ●抜歯が第一選択 ●破折線の位置によってはその他の選択肢	●抜歯もしくは抜根が第一選択 ●根尖部、中央部、歯頸部に限局している場合はその部位の除去 / ●抜歯もしくは抜根

①口腔内写真　7⏌遠心頬側咬頭の歯肉縁下に及ぶ咬頭破折

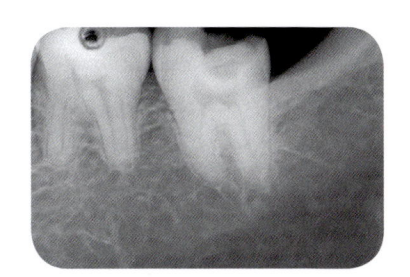

②術前エックス線写真

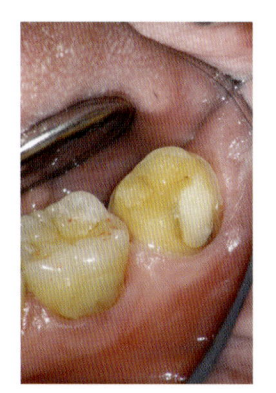

③軟化象牙質除去後、CRにより充填。その後鋳造修復用の概形成

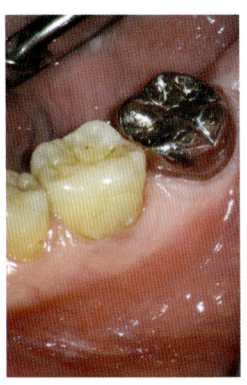

④暫間被覆冠で症状の無い事を確認し、最終補綴物の合着

歯牙破折の分類・診査・診断・マネージメント

垂直性歯牙破折

症例6

年齢：45歳
性別：女性
主訴：物を噛むと左上の奥歯に痛みを感じる
部位：6、7
診断：歯髄：正常
　　　根尖歯周組織：正常
　　　その他所見：クラックトゥース
処置：直接法による咬頭被覆

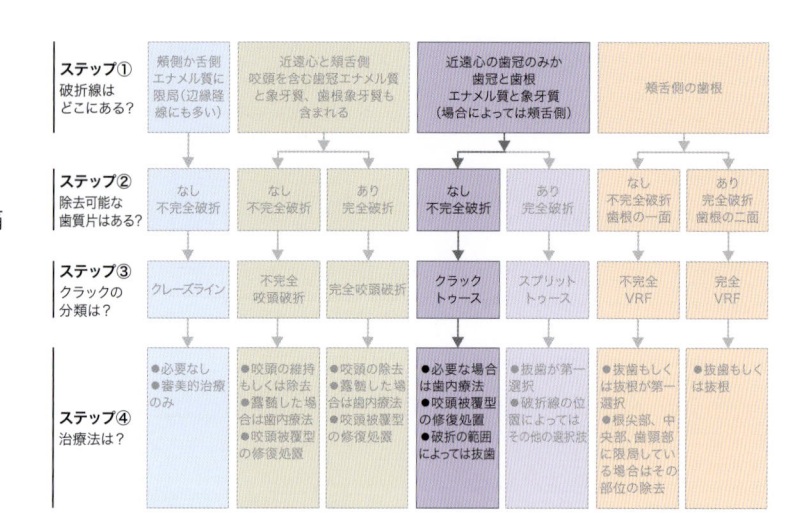

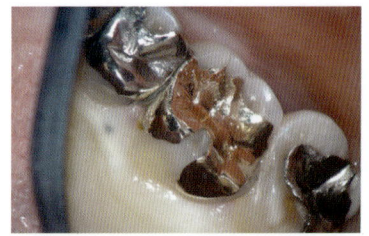

ステップ① 破折線はどこにある？	頬側か舌側エナメル質に限局（辺縁隆線にも多い）			近遠心と頬舌側咬頭を含む歯冠エナメル質と象牙質、歯根象牙質も含まれる		**近遠心の歯冠のみか歯冠と歯根エナメル質と象牙質（場合によっては頬舌側）**		頬舌側の歯根	
ステップ② 除去可能な歯質片はある？	なし 不完全破折			なし 不完全破折	あり 完全破折	**なし 不完全破折**	あり 完全破折	なし 不完全破折 歯根の一面	あり 完全破折 歯根の二面
ステップ③ クラックの分類は？	クレーズライン			不完全咬頭破折	完全咬頭破折	**クラックトゥース**	スプリットトゥース	不完全VRF	完全VRF
ステップ④ 治療法は？	●必要なし ●審美的治療のみ			●咬頭の維持もしくは除去 ●露髄した場合は歯内療法 ●咬頭被覆型の修復処置	●咬頭の除去 ●露髄した場合は歯内療法 ●咬頭被覆型の修復処置	**●必要な場合は歯内療法 ●咬頭被覆型の修復処置 ●破折の範囲によっては抜歯**	●抜歯が第一選択 ●破折線の位置によってはその他の選択肢	●抜歯もしくは抜根が第一選択 ●根尖部、中央部、歯頸部に限局している場合はその部位の除去	●抜歯もしくは抜根

①6近心頬側咬頭、7近心口蓋咬頭にクラックが確認できる

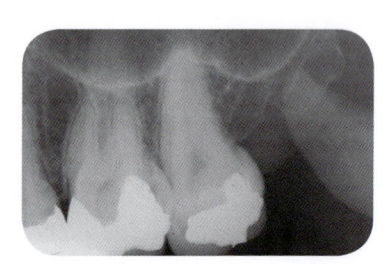

②術前エックス線写真

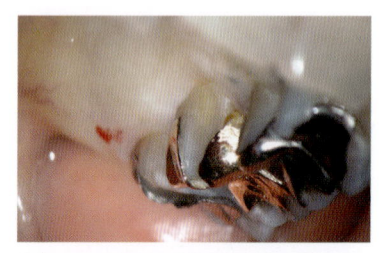

③6近心口蓋側咬頭は破折しすでに欠損している。患者は数日前に硬い物を噛んでから、左側での咀嚼が困難になった

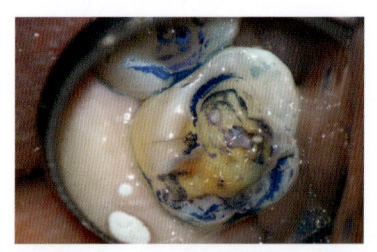

④修復物を外し、メチレンブルーで染色したところ窩底部にはクラックは確認できなかった

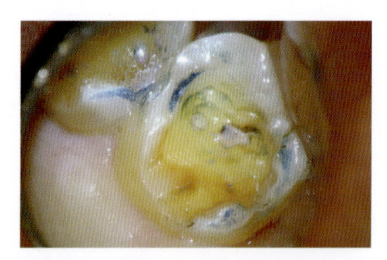

⑤クラックを追従、咬頭は被覆するため削除した

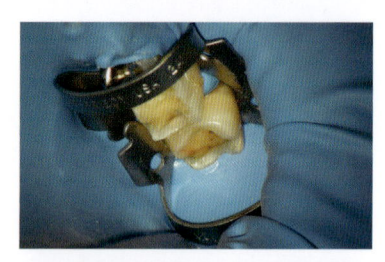

⑥直接法で接着修復を行うためのラバーダム防湿

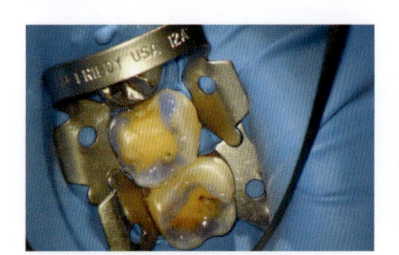

⑦接着のため歯面処理を行う

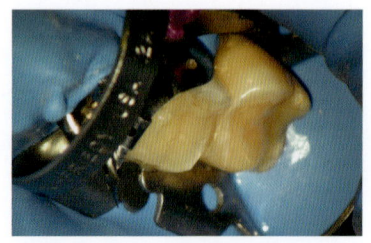

⑧コンポジットレジンにて修復。6近心口蓋咬頭、7近心口蓋咬頭は被覆されている

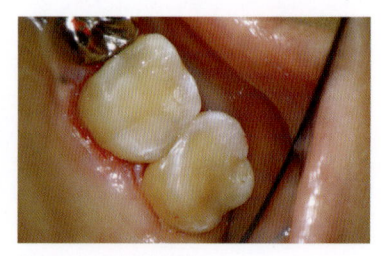

⑨ラフな形態修正後

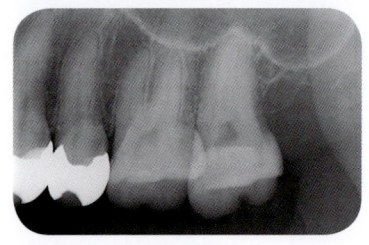

⑩術後エックス線写真

症例7

年齢：60歳
性別：男性
主訴：左上臼歯部の歯肉腫脹
部位：6⏌
診断：歯髄：既根管充填歯
　　　根尖歯周組織：根尖性歯周炎
　　　（症状あり）
　　　その他所見：近心頬側根の
　　　VRF、プロービングデプス
　　　8mm
処置：歯根切断術

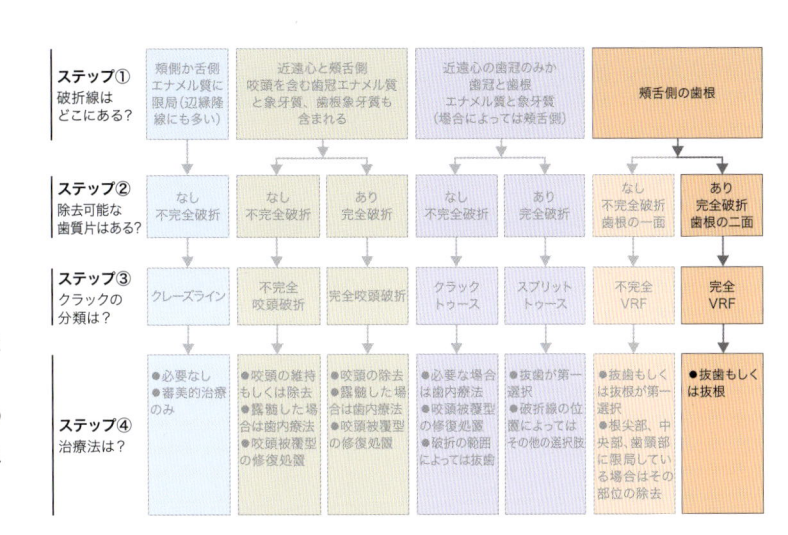

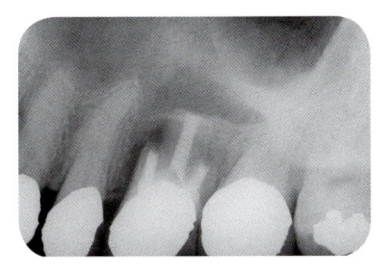

ステップ① 破折線はどこにある?	頬側か舌側エナメル質に限局(辺縁隆線にも多い)	近遠心と頬舌側咬頭を含む歯冠エナメル質と象牙質、歯根象牙質も含まれる	近遠心の歯冠のみか歯冠と歯根エナメル質と象牙質(場合によっては頬舌側)	頬舌側の歯根
ステップ② 除去可能な歯質片はある?	なし 不完全破折	なし 不完全破折 / あり 完全破折	なし 不完全破折 / あり 完全破折	なし 不完全破折 歯根の一面 / あり 完全破折 歯根の二面
ステップ③ クラックの分類は?	クレーズライン	不完全咬頭破折 / 完全咬頭破折	クラックトゥース / スプリットトゥース	不完全VRF / 完全VRF
ステップ④ 治療法は?	●必要なし ●審美的治療のみ	●咬頭の維持もしくは除去 ●露髄した場合は歯内療法 ●咬頭被覆型の修復処置 / ●咬頭の除去 ●露髄した場合は歯内療法 ●咬頭被覆型の修復処置	●必要な場合は歯内療法 ●咬頭被覆型の修復処置 / ●抜歯が第一選択 ●破折線の位置によってはその他の選択肢 ●破折の範囲によっては抜歯	●抜歯もしくは抜根が第一選択 ●根尖部、中央部、歯頸部に限局している場合はその部位の除去 / ●抜歯もしくは抜根

①術前エックス線写真

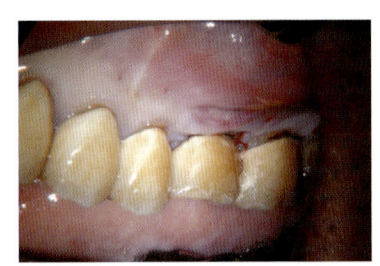

②6⏌歯肉腫脹と近心頬側に深いポケット有り

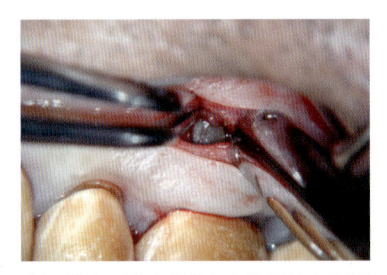

③切開時に開窓部分から破折線を視認

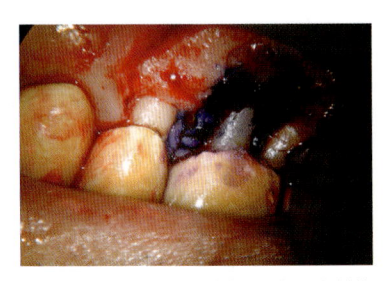

④急性症状消退後、歯根切除と診断的外科処置のための歯肉剝離

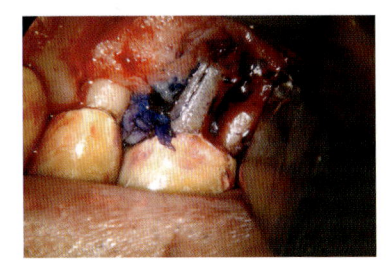

⑤肉芽を除去すると根尖部まで破折線が確認できる。この歯は以前に歯根端切除が行われている

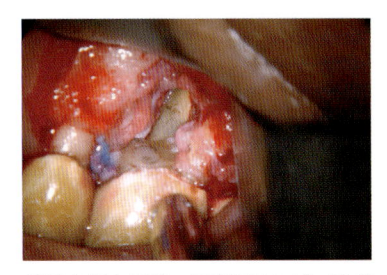

⑥近心根を切除。切断面はレジン系グラスアイオノマーにて充填

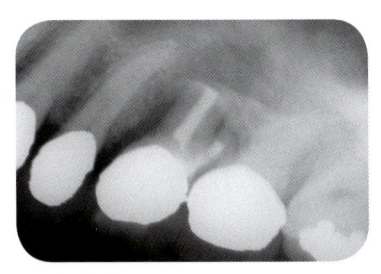

⑦近心根切除後エックス線写真

垂直性歯牙破折

症例8

年齢：68歳
性別：女性
主訴：左上臼歯部歯肉腫脹
部位：6̲
診断：歯髄：既根管充塡歯
　　　根尖歯周組織：根尖性歯周炎
　　　（症状あり）
　　　その他所見：近心頬側根の
　　　VRF、プロービングデプス
　　　正常
処置：歯根切断術

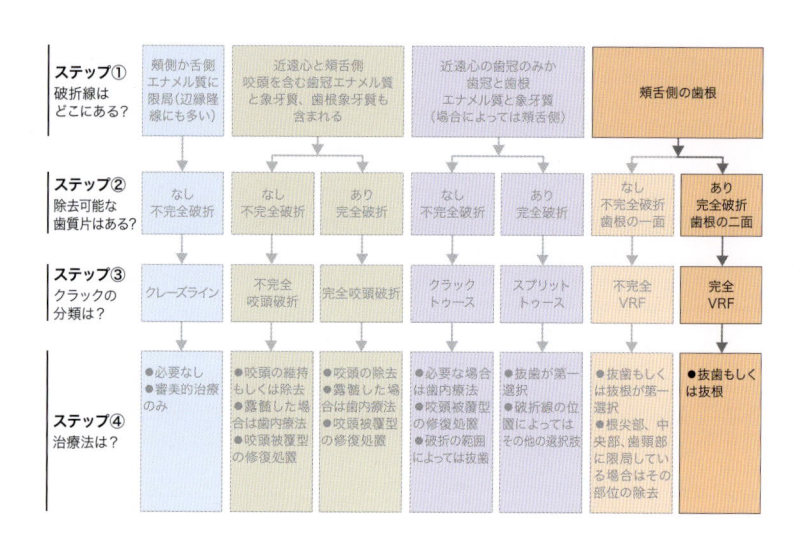

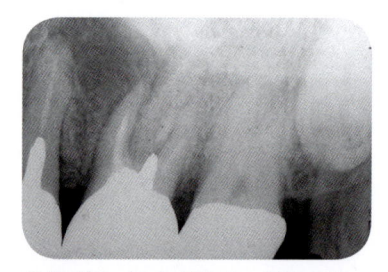

①術前5̲、6̲頬側歯肉の腫脹と5̲の打診（＋）。この時点でプロービング値に異常は無かった。エックス線上で5̲の歯根と6̲の近心根の間に透過像と6̲近心根の歯根膜腔の拡大が確認できる

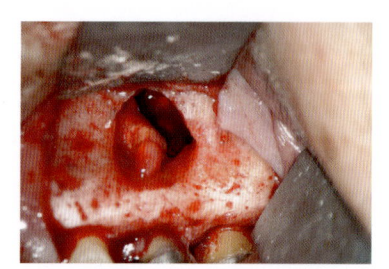

②骨を開削すると病変が確認できた

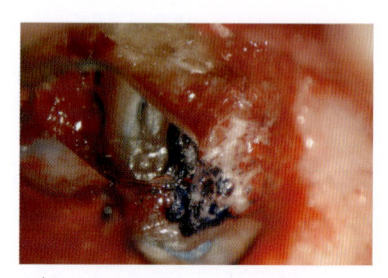

③6̲近心根切断面。病変は6̲近心根を含んでいた為、予防的に歯根を切断したところ、近心根口蓋側に破折線を確認。切断していくと分岐部まで及んでいたため、近心根は切除した。術前にこの部分のポケットは正常値であった。破折線の視認も不可能であった

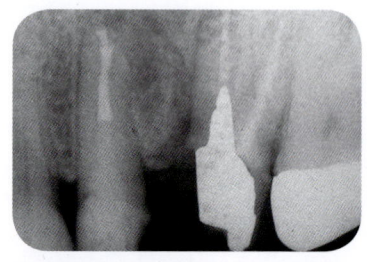

④外科処置後3ヵ月のエックス線写真
症状もなく、病変が存在していた部位のエックス線不透過性も増している

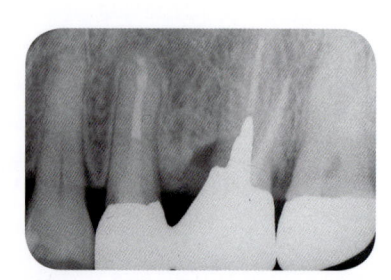

⑤外科処置後3年4ヵ月のエックス線写真

症例9

年齢：41歳
性別：女性
主訴：嫌な匂いがする。歯が以前よりもゆれて前にでてきている気がする
部位：|1
診断：歯髄：既根管充塡歯
　　　根尖歯周組織：根尖性歯周炎（症状なし）
　　　その他所見：垂直性歯根破折、プロービングデプス8mm
処置：抜歯

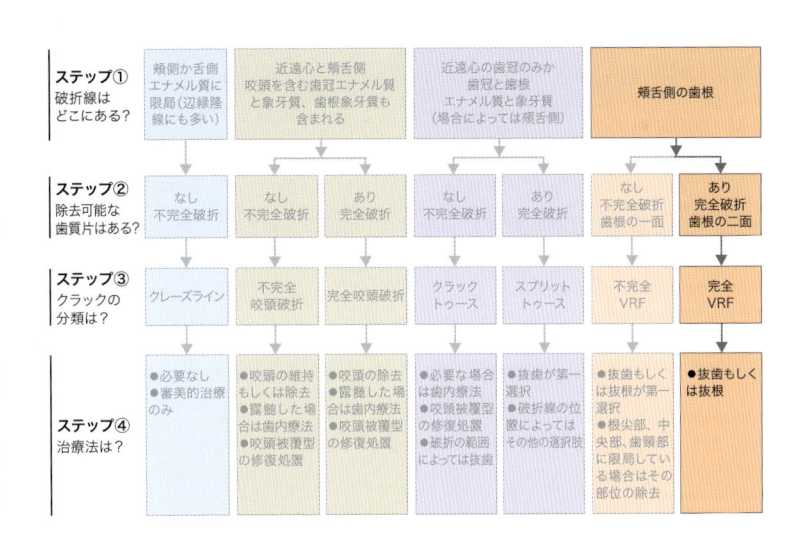

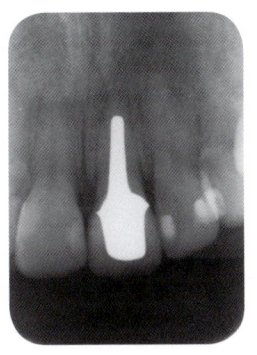

ステップ① 破折線はどこにある？	頬側か舌側エナメル質に限局（辺縁隆線にも多い）	近遠心と頬舌側咬頭を含む歯冠エナメル質と象牙質、歯根象牙質も含まれる		近遠心の歯冠のみか歯冠と歯根 エナメル質と象牙質（場合によっては頬舌側）		頬舌側の歯根	
ステップ② 除去可能な歯質片はある？	なし 不完全破折	なし 不完全破折	あり 完全破折	なし 不完全破折	あり 完全破折	なし 不完全破折 歯根の一面	あり 完全破折 歯根の二面
ステップ③ クラックの分類は？	クレーズライン	不完全咬頭破折	完全咬頭破折	クラックトゥース	スプリットトゥース	不完全VRF	完全VRF
ステップ④ 治療法は？	●必要なし ●審美的治療のみ	●咬頭の維持もしくは除去 ●露髄した場合は歯内療法 ●咬頭被覆型の修復処置	●咬頭の除去 ●露髄した場合は歯内療法 ●咬頭被覆型の修復処置	●必要な場合は歯内療法 ●咬頭被覆型の修復処置 ●破折の範囲によっては抜歯	●抜歯が第一選択 ●破折線の位置によってはその他の選択肢	●抜歯もしくは抜根が第一選択 ●根尖部、中央部、歯頸部に限局している場合はその部位の除去	●抜歯もしくは抜根

①術前エックス線写真　長く太いポストが合着されている

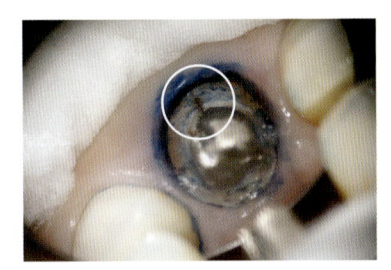

②唇側に破折線

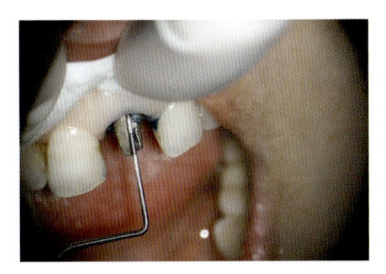

③唇側に限局した深いポケット

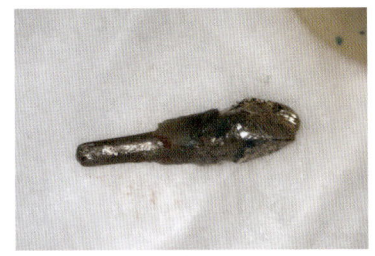

④除去されたポスト

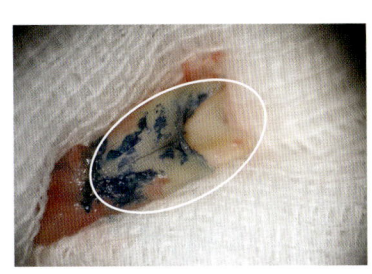

⑤抜歯された歯根

垂直性歯牙破折

症例10

年齢：36歳
性別：男性
主訴：他院で根管治療後ずっと違和感と腫れがある。何度か排膿もあった
部位：5|
診断：歯髄：既根管充填歯
　　　根尖歯周組織：根尖性歯周炎（症状あり）
　　　その他所見：Perc.（＋）、Palp.（＋）プロービングデプス（最深6mm）、サイナストラクト（＋）
処置：抜歯

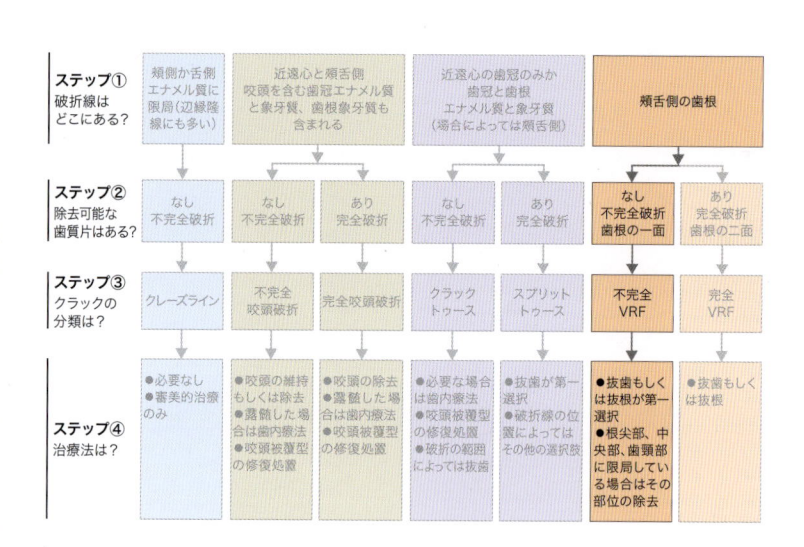

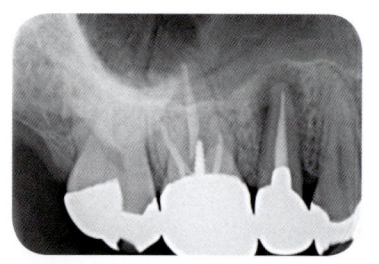

①根尖相当部を取り囲むようにエックス線透過像を認めた。頬側中央部に限局した深いポケット（6mm）を認めた

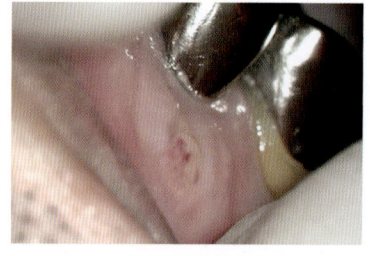

②頬側にサイナストラクトを認めた

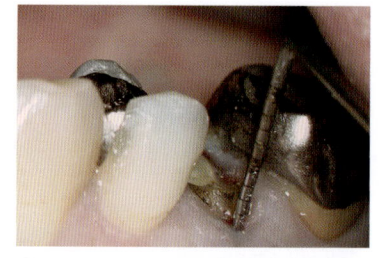

③補綴物を除去し、浸潤麻酔下で再度ポケット診査を行ったところ、頬側（6mm）及び口蓋側（5mm）にも限局したポケットを認めた。VRFと診断し抜歯を行った

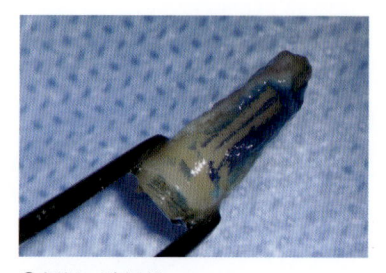

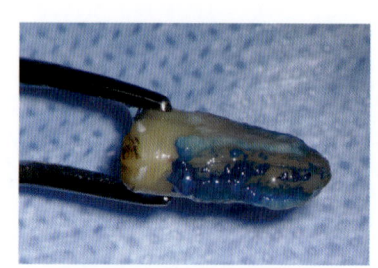

④頬側の破折線

⑤口蓋の破折線

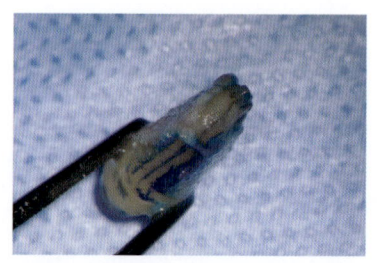

⑥頬側と口蓋側の破折線は根尖で繋がっていた

症例11

年齢：40歳
性別：男性
主訴：噛むと痛い
部位：7̄
診断：歯髄：根管充填歯
　　　根尖歯周組織：正常
　　　その他所見：近心根垂直性歯根破折、近心根プロービングデプス10mm
処置：遠心根根管治療と近心根ヘミセクション

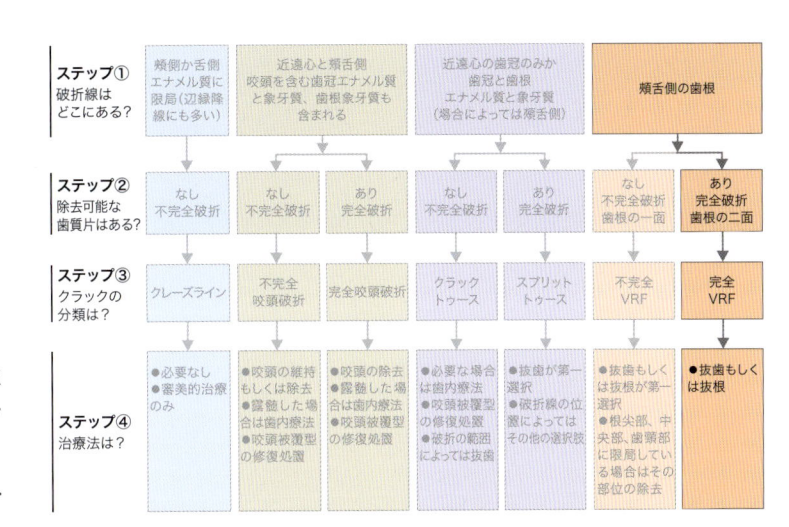

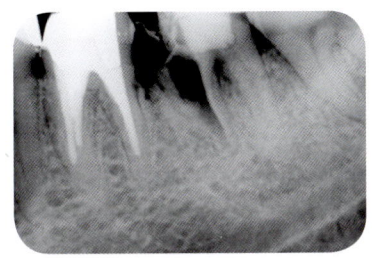

ステップ① 破折線はどこにある?	頬側か舌側エナメル質に限局(辺縁隆線にも多い)	近遠心と頬舌側咬頭を含む歯冠エナメル質と象牙質、歯根象牙質も含まれる		近遠心の歯冠のみか歯冠と歯根エナメル質と象牙質(場合によっては頬舌側)		頬舌側の歯根	
ステップ② 除去可能な歯質片はある?	なし 不完全破折	なし 不完全破折	あり 完全破折	なし 不完全破折	あり 完全破折	なし 不完全破折 歯根の一面	あり 完全破折 歯根の二面
ステップ③ クラックの分類は?	クレーズライン	不完全咬頭破折	完全咬頭破折	クラックトゥース	スプリットトゥース	不完全VRF	完全VRF
ステップ④ 治療法は?	●必要なし ●審美的治療のみ	●咬頭の維持もしくは除去 ●露髄した場合は歯内療法 ●咬頭被覆型の修復処置	●咬頭の除去 ●露髄した場合は歯内療法 ●咬頭被覆型の修復処置	●必要な場合は歯内療法 ●露髄した場合は歯内療法 ●破折の範囲によっては抜歯	●抜歯が第一選択 ●破折線の位置によってはその他の選択肢	●抜歯もしくは抜根が第一選択 ●根尖部、中央部、歯頸部に限局している場合はその部位の除去	●抜歯もしくは抜根

①術前の正放線写真　通常エックス線診査では破折の発見は困難であるが、このような状態になればエックス線での発見は可能になる

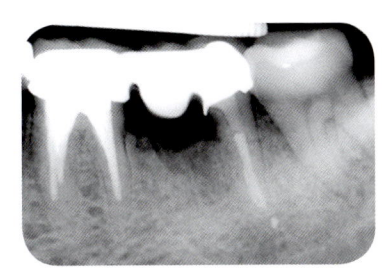

②ヘミセクション後3ヵ月エックス線写真

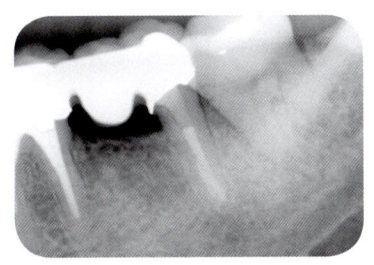

③術後1年エックス線写真

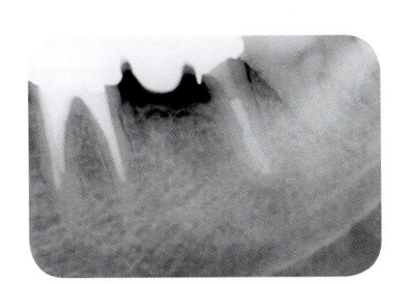

④術後4年エックス線写真

垂直性歯牙破折

症例12

年齢：62歳
性別：女性
主訴：むし歯を指摘された
部位：7
診断：歯髄：既根管充填歯
　　　根尖歯周組織：正常
その他所見：遠心壁のクラック、プロービングデプス最深3mm
処置：クラウンレングス、根管治療、補綴治療（間接法による咬頭被覆）

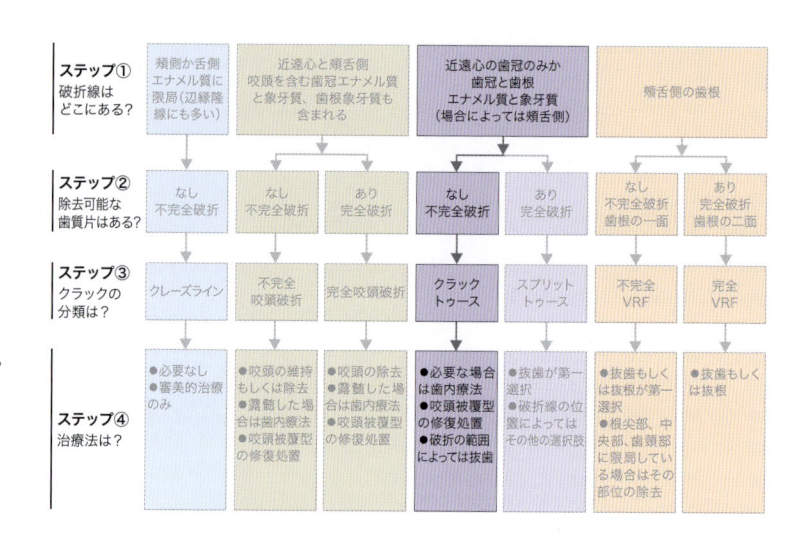

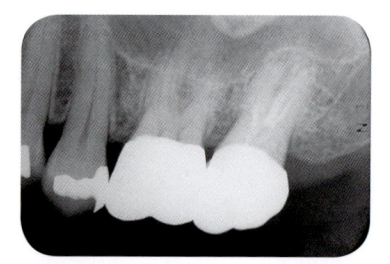

ステップ① 破折線はどこにある？	頬側か舌側エナメル質に限局（辺縁隆線にも多い）	近遠心と頬舌側咬頭を含む歯冠エナメル質と象牙質、歯根象牙質も含まれる		近遠心の歯冠のみか歯冠と歯根エナメル質と象牙質（場合によっては頬舌側）		頬舌側の歯根	
ステップ② 除去可能な歯質片はある？	なし 不完全破折	なし 不完全破折	あり 完全破折	なし 不完全破折	あり 完全破折	なし 不完全破折 歯根の一面	あり 完全破折 歯根の二面
ステップ③ クラックの分類は？	クレーズライン	不完全咬頭破折	完全咬頭破折	クラックトゥース	スプリットトゥース	不完全VRF	完全VRF
ステップ④ 治療法は？	●必要なし ●審美的治療のみ	●咬頭の維持もしくは除去 ●露髄した場合は歯内療法 ●咬頭被覆型の修復処置	●咬頭の除去 ●露髄した場合は歯内療法 ●咬頭被覆型の修復処置	●必要な場合は歯内療法 ●咬頭被覆型の修復処置 ●破折の範囲によっては抜歯	●抜歯が第一選択 ●破折線の位置によってはその他の選択肢	●抜歯もしくは抜根が第一選択 ●根尖部、中央部、歯頸部に限局している場合はその部位の除去	●抜歯もしくは抜根

①術前エックス線写真

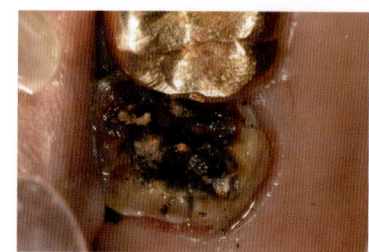

②カリエス治療のため補綴物を除去

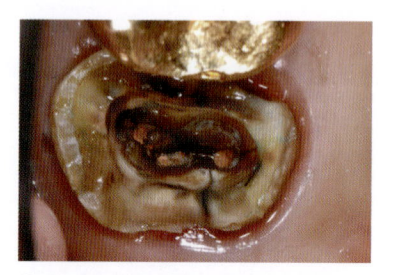

③遠心壁に破折線を認めた（メチレンブルーによる染色）

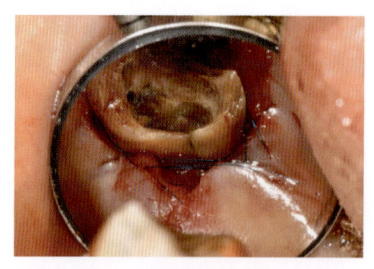

④遠心壁の破折線は骨縁上で止まっていた

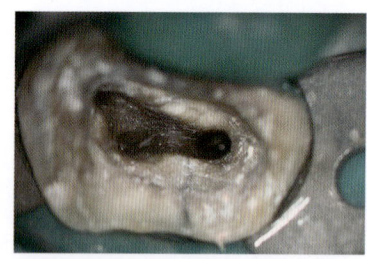

⑤破折線を追従し隔壁を作製 通法通り根管治療を行った

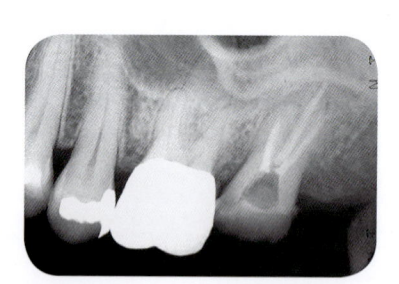

⑥根管充填後のエックス線写真

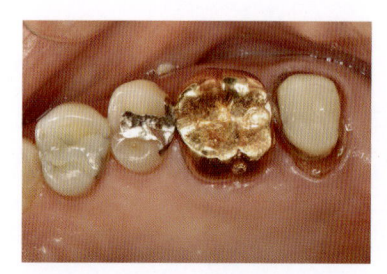

⑦直接法によるコア築造後

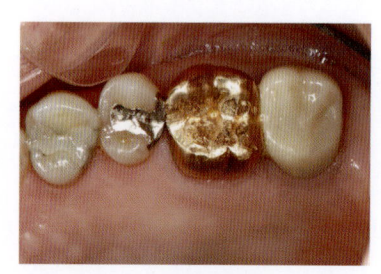

⑧間接法による咬頭被覆後

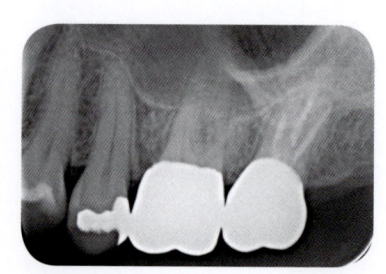

⑨術後3年経過時エックス線写真

症例13

年齢：61歳
性別：男性
主訴：左下臼歯部歯肉の瘻孔
部位：6̄
診断：歯髄：既根管充填歯
　　　根尖歯周組織：根尖性歯周炎
　　　（症状なし）
　　　その他所見：近心頬側根の
　　　VRF、プロービングデプス
　　　8mm
処置：外科的歯内療法

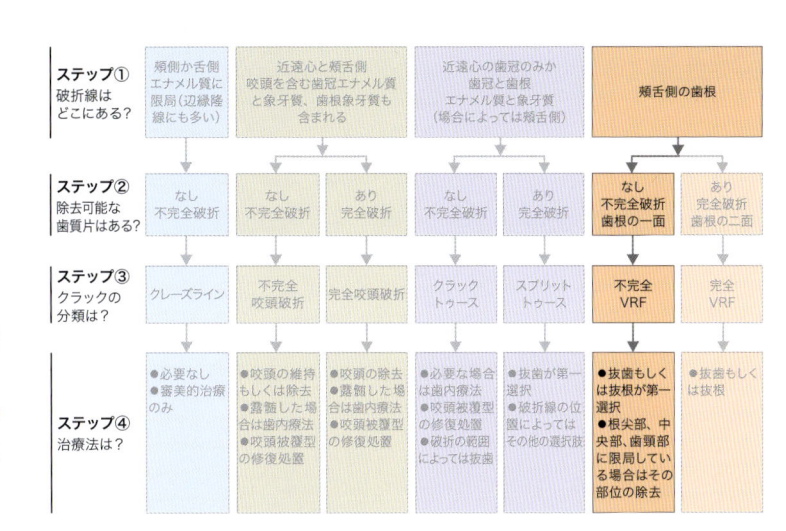

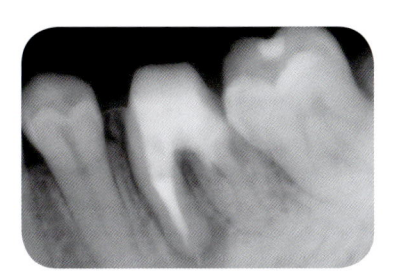

ステップ① 破折線はどこにある？	頬側か舌側エナメル質に限局（辺縁隆線にも多い）	近遠心と頬舌側咬頭を含む歯冠エナメル質と象牙質、歯根象牙質も含まれる	近遠心の歯冠のみか歯質と歯根エナメル質と象牙質（場合によっては頬側）	頬舌側の歯根
ステップ② 除去可能な歯質片はある？	なし 不完全破折	なし 不完全破折 / あり 完全破折	なし 不完全破折 / あり 完全破折	なし 不完全破折 歯根の一面 / あり 完全破折 歯根の二面
ステップ③ クラックの分類は？	クレーズライン	不完全咬頭破折 / 完全咬頭破折	クラックトゥース / スプリットトゥース	不完全VRF / 完全VRF
ステップ④ 治療法は？	●必要なし ●審美的治療のみ	●咬頭の維持もしくは除去 ●露髄した場合は歯内療法 ●咬頭被覆型の修復処置 / ●咬頭の除去 ●嘉髄した場合は歯内療法 ●咬頭被覆型の修復処置	●必要な場合は歯内療法 ●咬頭被覆型の修復処置 / ●抜歯が第一選択 ●破折線の位置によってはその他の選択肢 ●破折の範囲によっては抜歯	●抜歯もしくは抜根が第一選択 ●根尖部、中央部、歯頸部に限局している場合はその部位の除去 / ●抜歯もしくは抜根

①初診時エックス線写真　症状が消退しないため紹介にて来院。VRFが疑われる

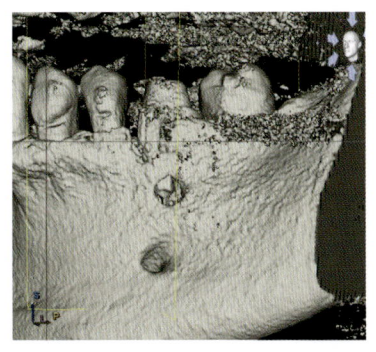

②CT3Dイメージ像では皮質骨が頬側に残存している

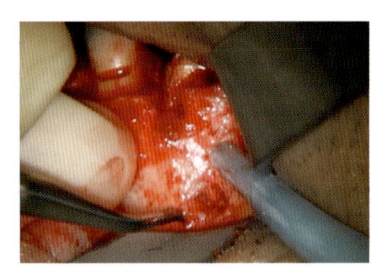

③歯肉を剥離すると病変と歯頸部に破折線を確認。皮質骨は残存していた

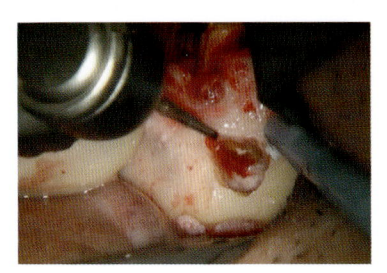

④根尖部を切断

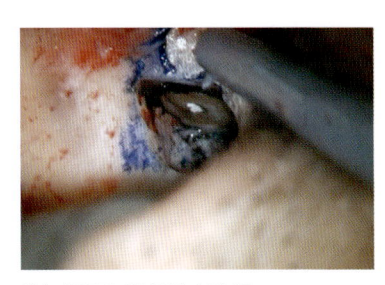

⑤切断面に破折線を確認

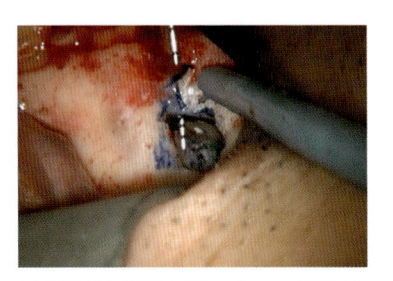

⑥皮質骨と歯根の間にプローブが挿入できる

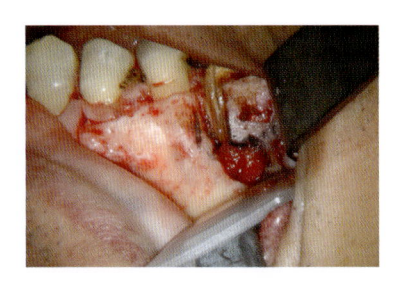

⑦皮質骨を削除すると破折は根尖から連続していた。破折部分は超音波チップで削合し、MTAにて充填した

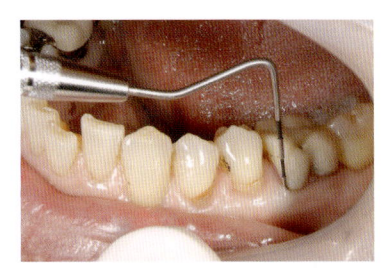

⑧術後11ヵ月経過

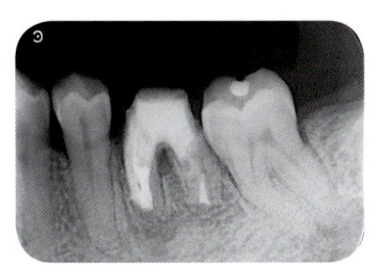

⑨術後11ヵ月経過エックス線写真

（⑧、⑨東京都　荻窪ツイン歯科医院　町田真吾先生　提供）

垂直性歯牙破折

症例14

年齢：71歳
性別：男性
主訴：10年以上前に被せ物を入れ、その後脱離を繰り返していた歯が1週間前から痛みを感じ、昨夜から寝れない程の激しい痛みが出た
部位：7̄
診断：歯髄：歯髄壊死
　　　根尖歯周組織：根尖性歯周炎（症状なし）
　　　その他所見：打診痛（＋）cold（－）　heat（－）　EPT（－）　プロービングデプス最深3mm
処置：根管治療、間接法による咬頭被覆

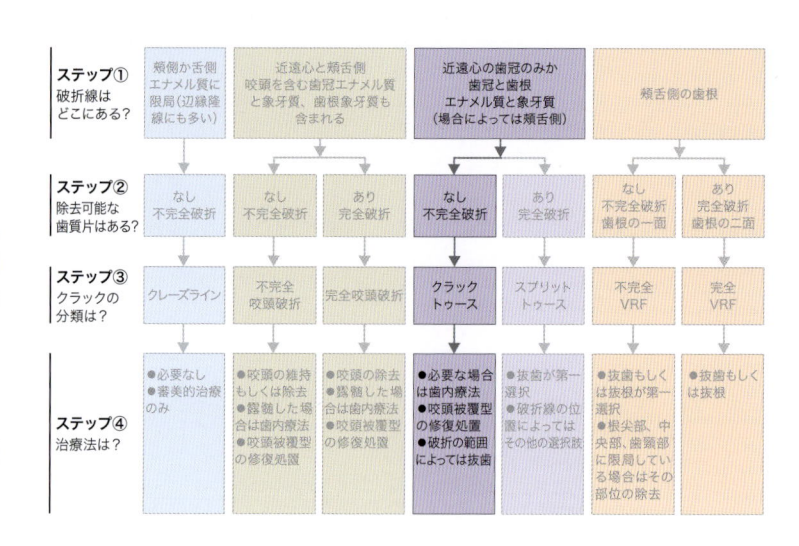

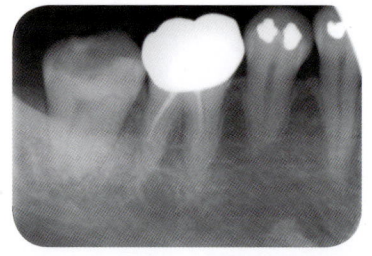

ステップ① 破折線はどこにある？	頬側か舌側エナメル質に限局（辺縁隆線にも多い）	近遠心と頬舌側咬頭を含む歯冠エナメル質と象牙質、歯根象牙質も含まれる		近遠心の歯冠のみか歯冠と歯根エナメル質と象牙質（場合によっては頬舌側）		頬舌側の歯根	
ステップ② 除去可能な歯質片はある？	なし 不完全破折	なし 不完全破折	あり 完全破折	なし 不完全破折	あり 完全破折	なし 不完全破折 歯根の一面	あり 完全破折 歯根の二面
ステップ③ クラックの分類は？	クレーズライン	不完全咬頭破折	完全咬頭破折	クラックトゥース	スプリットトゥース	不完全VRF	完全VRF
ステップ④ 治療法は？	●必要なし ●審美的治療のみ	●咬頭の維持もしくは除去 ●露髄した場合は歯内療法 ●咬頭被覆型の修復処置	●咬頭の除去 ●露髄した場合は歯内療法 ●咬頭被覆型の修復処置	●必要な場合は歯内療法 ●咬頭被覆型の修復処置 ●破折の範囲によっては抜歯	●抜歯が第一選択 ●破折線の位置によってはその他の選択肢	●抜歯もしくは抜根が第一選択 ●根尖部、中央部、歯頸部に限局している場合はその部位の除去	●抜歯もしくは抜根

①エックス線所見　咬合面の充填物に気泡を認める。7̄歯根膜腔の拡大を認める

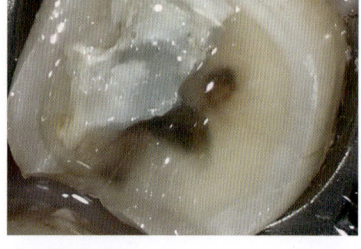

②充填物を除去したところ、近心に破折線を認めた

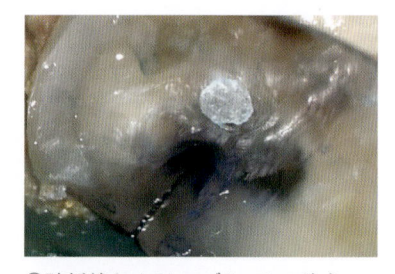

③破折線をメチレンブルーにて染色

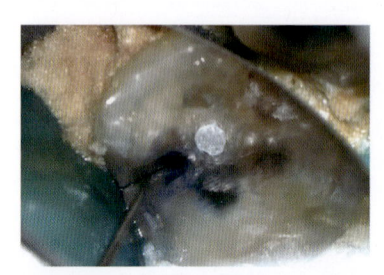

④破折線の広がりを超音波チップで削合して追従した

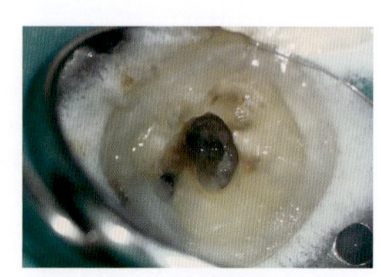

⑤破折線は近心の歯髄腔に繋がっていたため、近心壁にコンポジットレジンにて隔壁を作成し、髄腔開拡を行った。歯髄に血流は認めず、歯髄結石が認められた

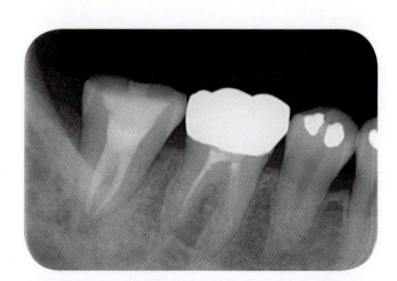

⑥通法通り根管治療を行い（術直後のエックス線写真）、その後間接法による咬頭被覆を行った

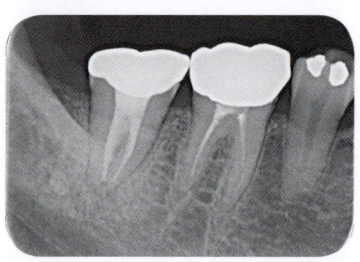

⑦術後8ヵ月経過時エックス線写真

症例15

年齢：68歳
性別：男性
主訴：おとといから冷たい物がすごくしみるようになった
部位：6|
診断：歯髄：不可逆性歯髄炎
　　　根尖歯周組織：根尖性歯周炎
　　　（症状あり）
処置：根管治療、口蓋根抜根、補綴治療

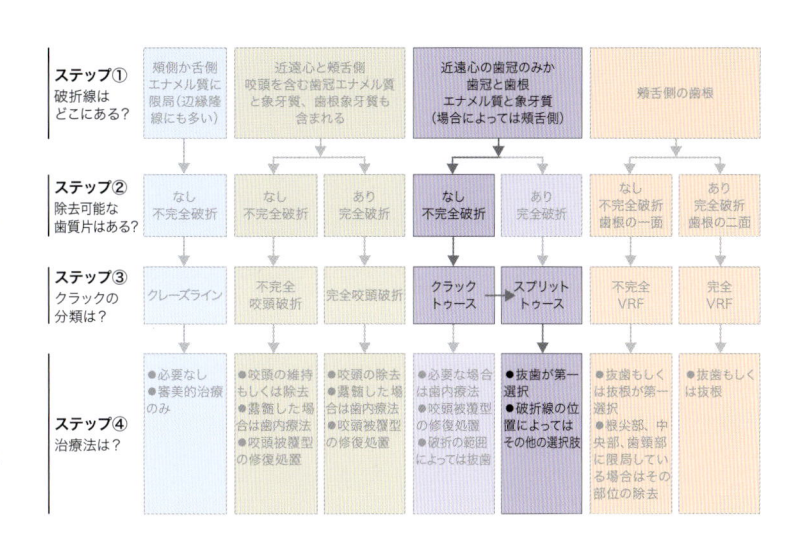

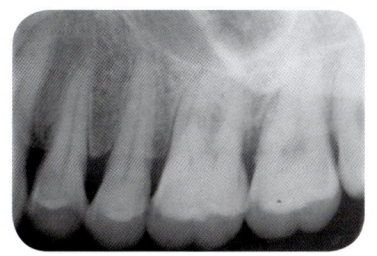

ステップ① 破折線はどこにある？	頬側か舌側エナメル質に限局(辺縁隆線にも多い)	近遠心と頬舌側咬頭を含む歯冠エナメル質と象牙質、歯根象牙質も含まれる	近遠心の歯冠のみか歯冠と歯根エナメル質と象牙質（場合によっては頬舌側）		頬舌側の歯根	
ステップ② 除去可能な歯質片はある？	なし 不完全破折	なし 不完全破折	あり 完全破折	なし 不完全破折	あり 完全破折	なし 完全破折 歯根の一面	あり 完全破折 歯根の二面
ステップ③ クラックの分類は？	クレーズライン	不完全咬頭破折	完全咬頭破折	クラックトゥース → スプリットトゥース	不完全VRF	完全VRF
ステップ④ 治療法は？	●必要なし ●審美的治療のみ	●咬頭の維持もしくは除去●露髄した場合は歯内療法●咬頭被覆型の修復処置	●咬頭の除去●露髄した場合は歯内療法●咬頭被覆型の修復処置	●必要な場合は歯内療法●咬頭被覆型の修復処置●破折の範囲によっては抜歯	●抜歯が第一選択●破折線の位置によってはその他の選択肢	●抜歯もしくは抜根が第一選択●根尖部、中央部、歯頚部に限局している場合はその部位の除去	●抜歯もしくは抜根

①初診時エックス線写真　急な激しい冷水痛を主訴に来院

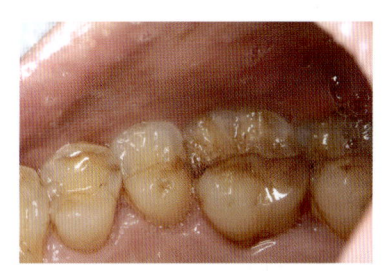

②近遠心的に両側の辺縁隆線を通り、隣接面に伸びる破折線を認める。激しいエアー痛を認める

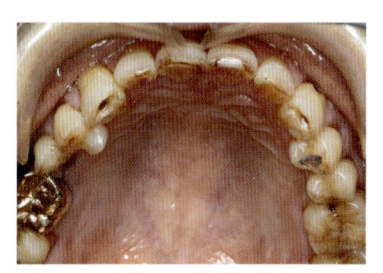

③全顎的に咬耗を認める

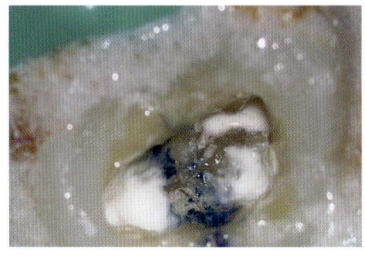

④麻酔下でクランプをかけ、ラバーダム防湿下で近心および遠心隣接面の破折線を追従し、CRにて固定した。歯髄組織除去後、髄床底の破折線も可能な限り追従し、CRにて固定した

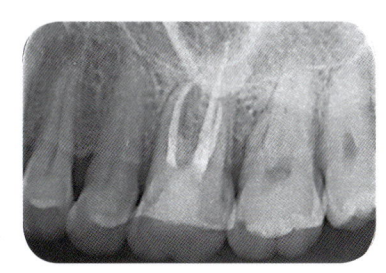

⑤その後、通法どおり根管治療を行った

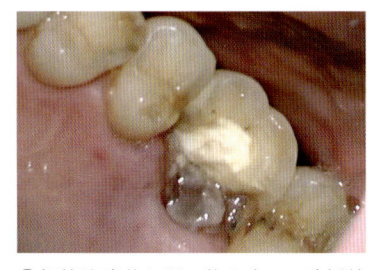

⑥根管治療後に硬い物を食べ、破折線に沿って完全破折した。口蓋根抜根（術後3日）

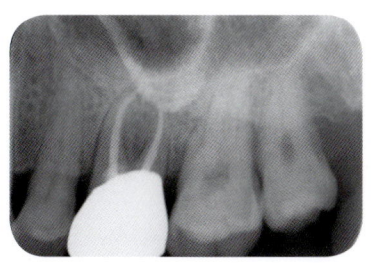

⑦頬側根を残し直接法によるコア築造。間接法による咬頭被覆を行った。術後エックス線写真

水平性歯牙破折

症例16

年齢：9歳
性別：男性
主訴：転んで歯が欠けた
部位：|1
診断：露髄を伴うエナメル質象牙質破折
　　　歯髄：可逆性歯髄炎
　　　根尖歯周組織：正常
処置：部分的断髄法（cvek pulpotpmy）、破折片の接着

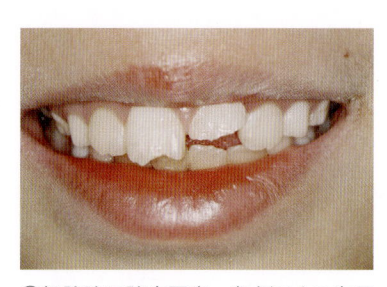

①初診時口腔内写真　転倒による歯牙破折を主訴に来院

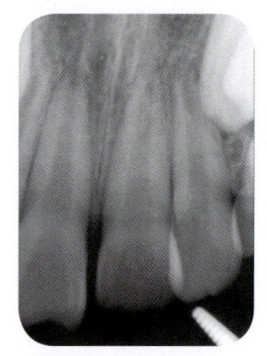

②術前エックス線写真　露髄を伴うエナメル質象牙質破折

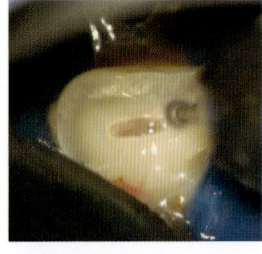

③高速回転のラウンドバーで歯髄切断を行った（2mm）

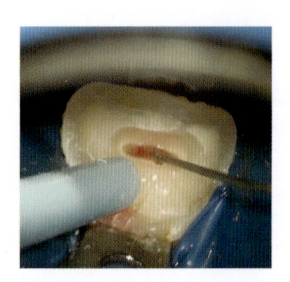

④生理食塩水にて入念に洗浄を行った

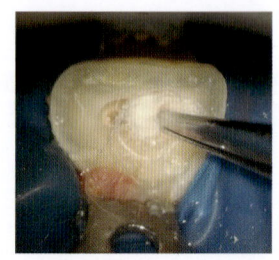

⑤滅菌綿球にて軽い力で止血を行った

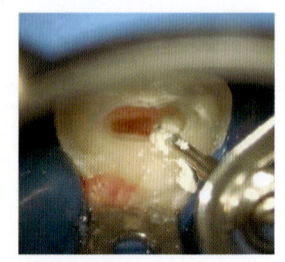

⑥歯髄切断面にMTAを填入した

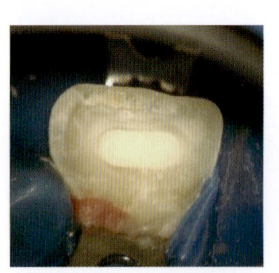

⑦MTAセメント填入後

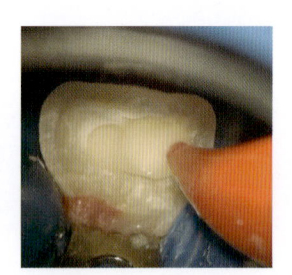

⑧修復材料にて封鎖

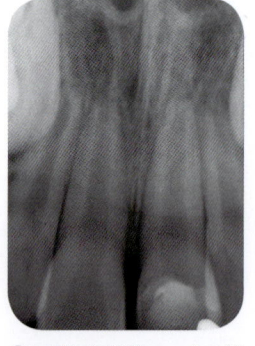

⑨MTA充填後エックス線写真

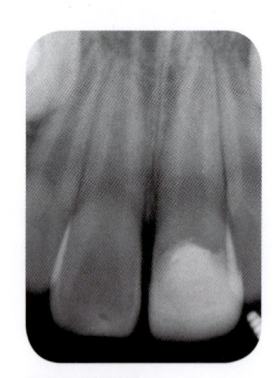

⑩3ヵ月経過

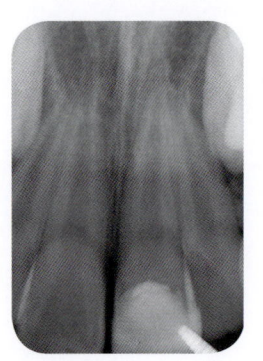

⑪7ヵ月経過

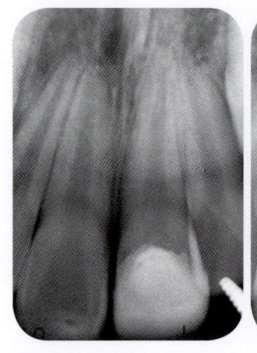

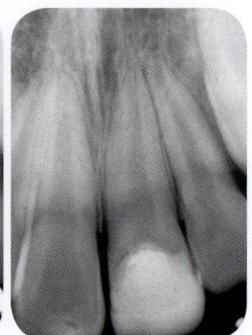

⑫1年7ヵ月経過

⑬4年経過

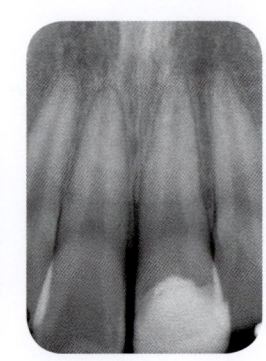

症例17（京都府 良デンタルクリニック 神戸良先生 提供）

年齢：19歳
性別：男性
主訴：転んで歯が折れた
部位：1|
診断：露髄を伴うエナメル質象牙質破折
　　歯髄：可逆性歯髄炎
　　根尖歯周組織：正常
　　その他所見：なし
処置：部分的断髄法（cvek pulpotpmy）、破折片の接着

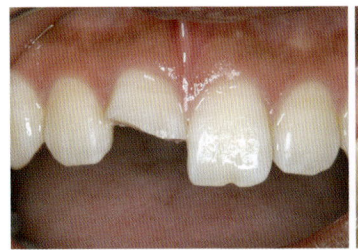

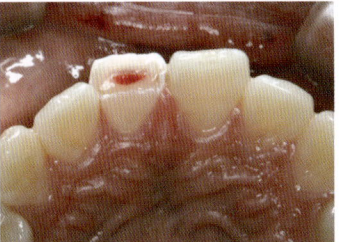

①歯冠中央で水平に破折し、歯髄が露出している

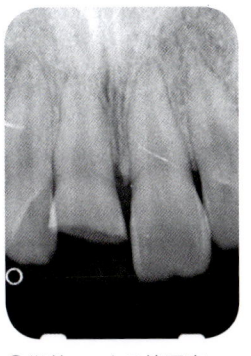

②術前エックス線写真

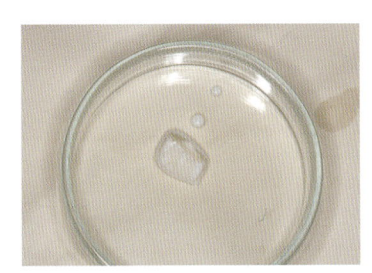

③牛乳につけて持参された破折片

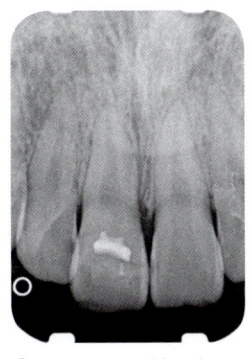

④術後エックス線写真
部分的断髄（cvek pulpotomy）後、破折片の接着を行った

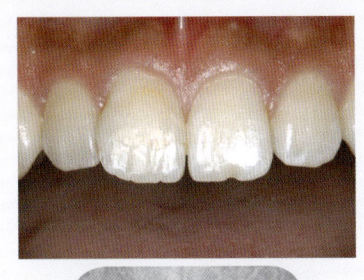

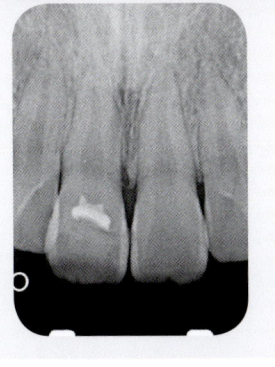

⑤術後6ヵ月経過　根尖に透過像は認めず、歯髄、根尖歯周組織ともに正常反応を示す

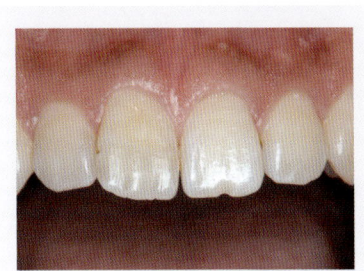

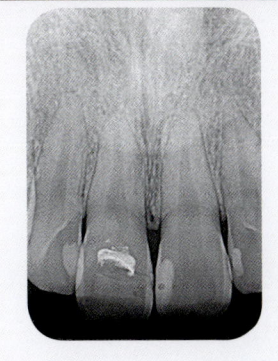

⑥術後5年経過　根尖に透過像は認めず、歯髄、根尖歯周組織ともに正常反応を示す

水平性歯牙破折

症例18（京都府 良デンタルクリニック 神戸良先生 提供）

年齢：13歳
性別：女性
主訴：歯をぶつけて割れたので近医にて応急処置を受けたが精査、治療を希望されて来院
部位：|1
診断：歯冠歯根破折、歯根破折
　　　歯髄：可逆性歯髄炎
　　　根尖歯周組織：正常
　　　その他所見：なし
処置：破折片の接着

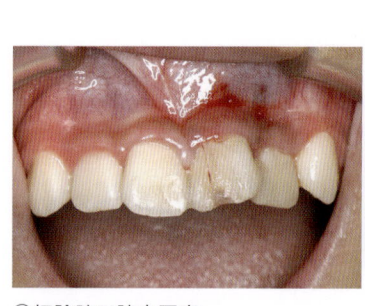

①初診時口腔内写真
歯冠部に歯肉縁下に斜走する破折線を認める

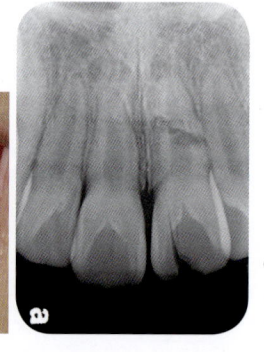

②初診時エックス線写真
歯根中央部にも破折が認められる

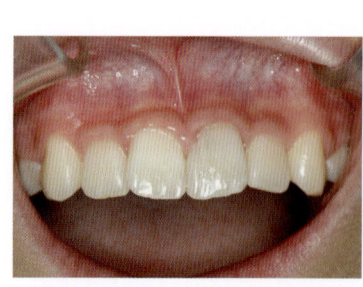

③破折片接着後口腔内写真（術後1年）

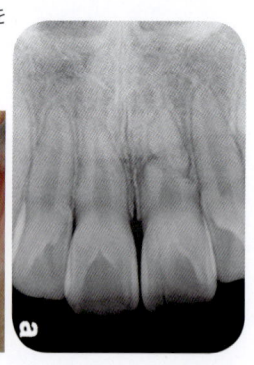

④エックス線写真
歯根破折は未処置。破折部の治癒がみられる

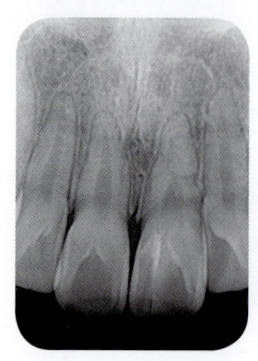

⑤術後2年6ヵ月経過
歯髄は生活反応を維持しており、エックス線写真では歯根破折の硬組織性治癒が認められる

症例19

年齢：75歳
性別：男性
主訴：歯ぐきにできものができた
部位：1|
診断：歯根破折
　　　歯髄：歯髄壊死（歯冠側）
　　　根尖歯周組織：根尖性歯周炎
　　　（歯冠側破折片）
　　　その他所見：瘻孔あり
処置：歯冠側破折片の根管治療

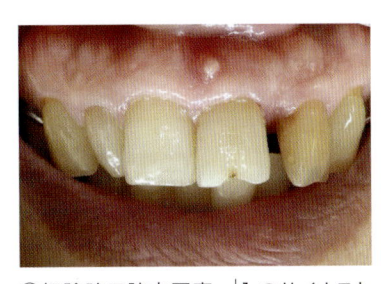

①初診時口腔内写真　1|のサイナストラクトを主訴に来院。根尖側に歯根破折を認める。サイナストラクトは破折部に達する

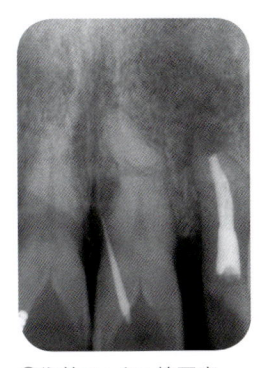

②術前エックス線写真

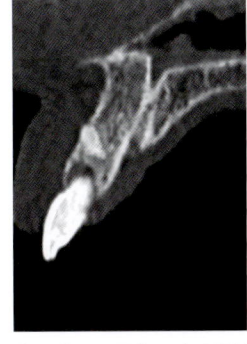

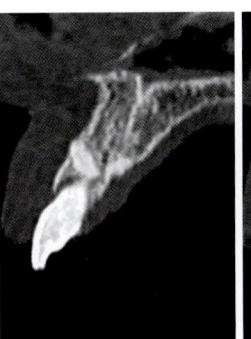

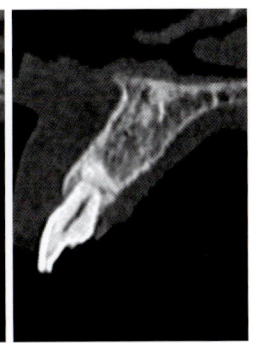

③術前CT画像　歯冠側破折片に透過像を認める

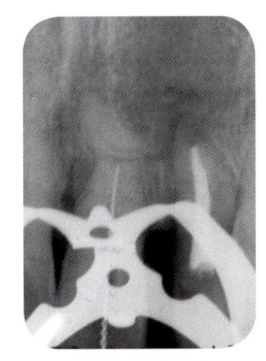

④歯冠側破折片の根管治療を行った

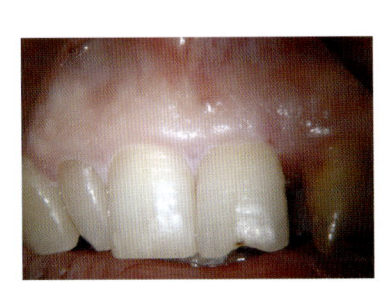

⑤根管治療後サイナストラクトは消退

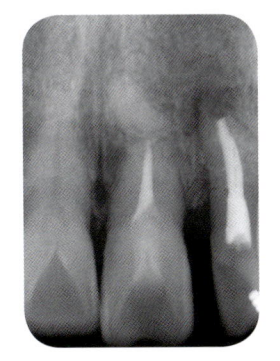

⑥根管充填後エックス線写真

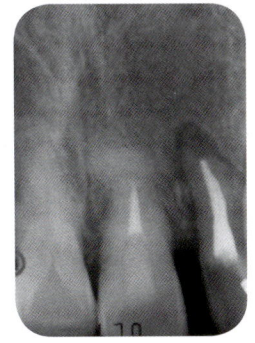

⑦CR充填後エックス線写真

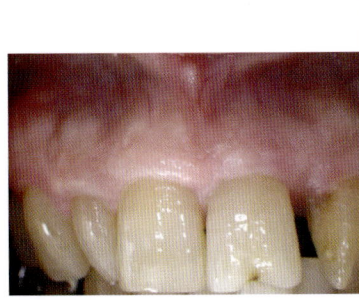

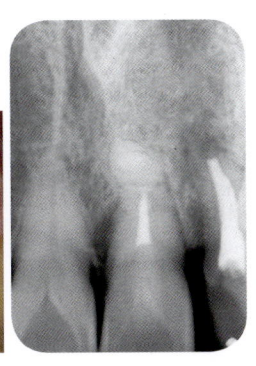

⑧経過観察
予後3ヵ月　術前と比べ破折片間の透過像が縮小している

参考文献 第1章

1) Trope M, Maltz DO, Tronstad L. Resistance to fracture of restored endodontically treated teeth. Endod Dent Traumatol .1985; 1(3):108-11.

2) C. G. Adorno, T. Yoshioka, P. Jindan, C. Kobayashi & H. Suda. The effect of endodontic procedures on apical crack initiation and propagation ex vivo International Endodontic Journal, 46, 763-768, 2013.

3) Ismail Davut Capar, DDS, PhD, Hakan Arslan, DDS, PhD, Merve Akcay, DDS, PhD, and Banu Uysal, DDS, PhD Effects of ProTaper Universal, ProTaper Next, and HyFlex Instruments on Crack Formation in Dentin JOE — Volume 40, Number 9, September 2014.

4) Rajesh Chavda, BDS, Francesco Mannocci, MD, DDS, PhD, FHEA, Manoharan Andiappan, and Shanon Patel, BDS, MSc, MClinDent, MFDS RCS, MRD RCS Comparing the In Vivo Diagnostic Accuracy of Digital Periapical Radiography with Cone-beam Computed Tomography for the Detection of Vertical Root Fracture JOE — Volume 40, Number 10, October 2014.

5) Shemesh, H. van Soest, G. Wu, M. K. Wesselink, P. R. "Diagnosis of vertical root fractures with optical coherence tomography." J Endod 34(6): 739-742.2008.

6) Tay, F. R. and D. H. Pashley . "Monoblocks in root canals: a hypothetical or a tangible goal." J Endod 33(4): 391-398.2007.

7) Ziad Salameh, Roberto Sorrentino, Hani F. Ounsi, Walid Sadig, Fadi Atiyeh, and Marco Ferrari. The Effect of Different Full-coverage Crown Systems on Fracture Resistance and Failure Pattern of Endodontically Treated Maxillary Incisors Restored with and without Glass Fiber Posts JOE — Volume 34, Number 7, July 2008.

8) Camillo D'Arcangelo, DDS,Francesco De Angelis, DDS, Mirco Vadini, DDS, Simone Zazzeroni, DDS, Christian Ciampoli, DDS, and Maurizio D'Amario, DDS In Vitro Fracture Resistance and Deflection of Pulpless Teeth Restored with Fiber Posts and Prepared for Veneers JOE — Volume 34, Number 7, July 2008.

9) Ziad Salameh, DCD, MS, Roberto Sorrentino, DDS, MS, Hani F. Ounsi, DCD, DESE, DEA, FICD, Cecilia Goracci, DDS, MS, PhD, Esam Tashkandi, DDS, MS, PhD, Franklin R. Tay, DDS, PhD, and Marco Ferrari, DDS, MS, PhD Effect of Different All-Ceramic Crown System on Fracture Resistance and Failure Pattern of Endodontically Treated Maxillary Premolars Restored With and Without Glass Fiber Posts JOE — Volume 33, Number 7, July 2007.

10) Richard E. Walton, DMD, MS, Robert J. Michelich, DDS, and G. Norman Smith, MS, DMD The Histopathogenesis of Vertical Root Fractures JOE. Vol. 10, No. 2, February 1984.

11) Tsutomu Sugaya, DDS, PhD Clinical survey of vertically fractured teeth and theoretical background for bonding treatment Ann Jpn Prosthodont Soc 6 : 14-19, 2014.

12) Mikako Hayashi, DDS, PhD, Yoshifumi Kinomoto, DDS, PhD, Masabumi Miura, DDS, Ikuko Sato, DDS, Fumio Takeshige, DDS, PhD, and Shigeyuki Ebisu, DDS, PhD, Short-Term Evaluation of Intentional Replantation of Vertically Fractured Roots Reconstructed with Dentin-Bonded Resin JOE Vol. 28, No. 2, February 2002.

13) Mikako Hayashi, DDS, PhD, Yoshifumi Kinomoto, DDS, PhD, Fumio Takeshige, DDS, PhD, and Shigeyuki Ebisu, DDS, PhD Prognosis of Intentional Replantation of Vertically Fractured Roots Reconstructed with Dentin-Bonded Resin JOE Vol. 30, No. 3, March 2004.

参考文献 第2章

1) Rivera EM, Williamson A.Diagnosis and treatment planning : cracked tooth. Tex DentJ. 2003 ; 120 : 128.

2) American Association of Endodontists. Cracking the cracked tooth code : Detection and Treatment of Various Longitudinal tooth fracture Colleagues for Excellence,Summer 2008.

3) Carter, J. M., et al."Punch shear testing of extracted vital and endodontically treated teeth." Journal of biomechanics 16.10 (1983) : 841-848.

4) RIVERA, ERIC M., and RICHARD E. WALTON."Longitudinal tooth fractures : findings that contribute to complex endodontic diagnoses."Endodontic Topics 16.1 (2007) : 82-111.

5) Healthline.com Broken bone health article. Healthline networiks Inc. 2005-2007.

6) American Association of Endodontists. Cracking the cracked tooth code : Detection and Treatment of Various Longitudinal tooth fracture Colleagues for Excellence,Summer 2008 Bonus Material C.

7) Gibbs JW. Cuspal fracture odontalgia.Dent Digest.1954 ; 60 : 158-160.

8) Savitha B Naik, Ramya Raghu, Gautham CRACKED TOOTH SYNDROME - A REVIEW AND REPORT OF AN INTERESTING CASE Archives of Oral Sciences & Research 2011 ; 1(2) : 84-89.

9) Kahler B, Stenzell D, Moule A. Bacterial contamination of cracks in symptomatic vital teeth. Aust Endod J 2000 ; 26 : 115-117.

10) Colleagues for. Excellence. Published for the Dental Professional Community by the. American Association of Endodontists. Summer 2008. Cracking the Cracked Tooth Code : Detection and Treatment of Various. Longitudinal Tooth Fractures. Bonus Material A.

11) Homewood CI . Cracked tooth syndrome--incidence, clinical findings and treatment. Aust Dent J .1998 : 43(4) : 217-22.

12) Blaser PK, Lund MR, Cochran MA, Potter RH Effect of designs of Class 2 preparations on resistance of teeth to fracture. Oper Dent : 1982 : 8(1) : 6-10.

13) Howe CA, McKendry DJ Effect of endodontic access preparation on resistance to crown-root fracture. J Am Dent Assoc : 1990 121(6) : 712-5.

14) Hood JAA.Biomechanics of the intact, prepared and restored tooth : some clinical implications. Int Dent J 1991 ; 41 : 25-32.

15) Fennis WM, Kuijs RH, Kreulen CM, Roeters FJ, Creugers NH, Burgersdijk RC A survey of cusp fractures in a population of general dental practices. Int J Prosthodont.2002 : 15(6) : 559-63.

16) Franchi M, Breschi L, Ruggeri O. Cusp fracture resistance in composite-amalgam combined restorations. J Dent .1999 : 27(1) : 47-52.

17) Wahl MJ, Schmitt MM, Overton DA, Gordon MK . Prevalence of cusp fractures in teeth restored with amalgam and with resin-based composite. J Am Dent Assoc.2004 : 135(8) : 1127-32.

18) Cameron CE. Cracked tooth syndrome. J Am Dent Assoc. 1964 ; 68 : 405-411.

19) Cameron CE. The cracked tooth syndrome : Additionalfindings. J Am Dent Assoc 1976 ; 93 : 971-975.

20) Abou-Rass M. Crack lines : the precursors of tooth fractures - their diagnosis and treatment.Quintessence Int.1983 : 14(4) : 437-47.

21) Eakle WS, Maxwell EH, Braly BV . Fractures of posterior teeth in adults. J Am Dent Assoc.1986 : 112(2) : 215-8.

22) Hiatt WH. Incomplete crown-root fracture in pulpal-periodontal disease. J Periodontol .1973 ; 44 : 369-79.

23) Ehrmann EH, Tyas MT. Cracked tooth syndrome : diagnosis, treatment and correlation between symptoms and post-extraction findings. Aust Dent J 1990 ; 35(2) : 105-12.

24) Brannstrom M. The hydrodynamic theory of dentinal pain : Sensation in preparations, caries, and the dentinal crack syndrome. J Endod 1986 ; 12 : 453-457.

25) Stanley HR.The cracked tooth syndrome. J Am Acad Gold Foil Oper 1968 ; 11 : 36-47.

26) Abbott PV Assessing restored teeth with pulp and periapical diseases for the presence of cracks, caries and marginal breakdown. Aust Dent J : 2004 : 49(1) : 33-9.

27) Bender IB, Freedland JB. Adult root fracture. J Am Dent Assoc 1983 ; 107 : 413-419.

28) Rosen H. Cracked tooth syndrome. J Prosthet Dent 1982 ; 47(1) : 36-43.

29) Opdam NJM, Roeters FJM. The effectiveness of bonded composite restorations in the treatment of painful, cracked teeth : six-months clinical evaluation. Oper Dent.2003 ; 28 : 327-33.

30) Bales DJ. Pain and the cracked tooth. J Indian Dent Assoc 1975 ; 54(5) : 15-8.

31) Roh BD, Lee YE. Analysis of 154 cases of teeth with cracks. Dent Traumatol 2006 ; 22 : 118 -23.

32) Christopher D Lynch, Robert J McConnell. The Cracked Tooth Syndrome. J Can Dent Assoc. 2002 ; 68(8) : 470-475.

33) Banerji S, Mehta SB, Millar BJ. Cracked tooth syndrome. Part 2 : restorative options for the management of cracked tooth syndrome. Br Dent J. 2010 Jun ; 208(11) : 503-14.

34) Agar J R, Weller R N. Occlusal adjustments for initial treatment and prevention of cracked tooth syndrome. J Prosthet Dent 1988 ; 60 : 145-147.

35) Geurtsen W. The cracked tooth syndrome ; clinical features and case reports. Int J Periodontics Restorative Dent 1992 ; 12 : 395-405.

36) Hemmings K W, Darbar U R, Vaughan S. Tooth wear treated with direct composite restorations at an increased vertical dimension : results at 30 months. J Prosthet Dent 2000 ; 83 : 287-293.

37) Staninec M, Holt M. Bonding of amalgam to tooth structure : tensile adhesion and microleakage tests. J Prosthet Dent 1988 ; 59 : 397-402.

38) Eakle W S, Staininec M, Lacy A M. Effect of bonded amalgam on the fracture of teeth. J Prosthet Dent 1992 ; 68 : 257-260.

39) Oliveira J P, Cochran M A, Moore B K. Influence of bonded amalgam restorations on the fracture strength of teeth. Oper Dent 1996 ; 21 : 110-115.

40) Opdam N J, Roeters J J, Loomans R A, Bronkhorst E. Seven year clinical evaluation of painful, cracked teeth restored with a direct composite restoration. J Endod 2008 ; 34 : 808-811.

41) Geurtsen W, Orth M, Gartner A. Fracture resistance of human maxillary molars with MOD Amalgam or composite fillings. Dtsch Zahnarztl Z 1989 ; 44 : 108-110.

42) Davis R, Overton J. Efficacy of bonded and nonbonded amalgams in the treatment of teeth with incomplete fractures. J Am Dent Assoc 2000 ; 131 : 496-478.

43) Fennis W M, Kuijs R H, Kreulen C M, Verdonschot N, Creugers N H. Fatigue resistance of teeth restored with cuspal coverage composite restorations. Int J Prosthodont 2004 ; 17 : 313-317.

44) Stavridakis M M, Kakaboura A I, Ardu S, Krejci I. Marginal and internal adaptation of bulk filled class I and cuspal coverage direct resin composite restorations. Oper Dent 2007 ; 32 : 515-523.

45) Van Dijken J W V. Direct resin composite inlays/onlays : an 11 year follow up. J Dent 2000 ; 28 : 299-300.

46) Bartlett D, Sundaram G. An up to 3 year randomized clinical study comparing indirect and direct resin composite used to restore worn posterior teeth. Int J Prosthodont 2006 ; 19 : 613-7.

47) Shillingburg H T, Hobo S H, Lowell D W, Jacobi R, Brackett S. Fundamentals of fixed prosthodontics, 3rd ed. pp 171-180. Quintessence Publishing, 1997.

48) Chana H, Kelleher M, Briggs P, Hopper R. Clinical evaluation of resin bonded gold alloys. J Prosthet Dent 2000 ; 83 : 294-300.

49) Yap A U J. Cuspal coverage with resin bonded metalonlays. Dent Update 1995 ; 22 : 403-406.

50) Liebenberg W H. Partial coverage indirect tooth coloured restorations ; steps to clinical success.Am J Dent 1999 ; 12 : 201-209.

51) Brunton P A, Cattell P, Burke F J T, Wilson N H F. Fracture resistance of teeth restored with onlays of three contemporary tooth-coloured resinbonded restorative materials. J Prosthet Dent 1999 ; 82 : 167-171.

52) Signore A, Benedicenti S, Covani U. Ravera G. A 4 to 6 year retrospective clinical study of cracked teeth restored with bonded indirect resin composite onlays. Int J Prosthodont 2007 ; 20 : 609-616.

53) Gutherie G C, Difiore P M. Treating the cracked tooth with a full crown. J Am Dent Assoc 1991 ; 122 : 71-73.

54) Krell K, Rivera E. A six year evaluation of cracked teeth diagnosed with reversible pulpitis : treatment and prognosis. J Endod 2007 ; 33 : 1405-1407.

55) Christensen G J. The cracked tooth syndrome : a pragmatic treatment approach. J Am Dent Assoc.1998 ; 124 : 107-108.

56) Allara FW, Jr., Diefenderfer KE, Molinaro JD. Effect of three direct restorative materials on molar cuspal fracture resistance. Am J Dent .2004 : 17(4) : 228-32.

57) Briab J. Casciari ALTERED PREPARATION DESIGN FOR CRACKED TEETH. JADA.1990 : 130(4) : 571-2.

58) Burke FJ . Tooth fracture in vivo and in vitro. J Dent.1992 : 20(3) : 131-9.

59) Reeh ES, Douglas WH, Messer HH. Stiffness of endodontically-treated teeth related to restoration technique.J Dent Res. 1989 ; 68(11) : 1540-4.

60) Trushkowsky R. Restoration of a cracked tooth with a bonded amalgam. Quintessence Int 1991 ; 22(5) : 397-400.

61) Bearn DR, Saunders EM, Saunders WP. The bonded amalgam restoration — a review of the literature and report of its use in the treatment of four cases of crackedtooth syndrome. Quintessence Int 1994 ; 25(5) : 321-6.

62) Christopher D Lynch, Robert J McConnell. The Cracked Tooth Syndrome. J Can Dent Assoc. 2002 ; 68(8) : 470-475.

63) Pane ES, Palamara JE, Messer HH. Stainless steel bands in endodontics : effects on cuspal flexure and fracture resistance. Int Endod J .2002 : 35(5) : 467-71.

64) Bader JD, Shugars DA, Roberson TM . Using crowns to prevent tooth fracture. Community Dent Oral Epidemiol .1996 : 24(1) : 47-51.

65) Tan L, Chen NN, Poon CY, Wong HB Survival of root filled cracked teeth in a tertiary institution. Int Endod J.2006 : 39(11) : 886-9.

66) Harrington GW . The perio-endo question : differential diagnosis. Dent Clin N Amer .1979 : 23(4) : 673-90.

67) Nicopoulou-Karayianni K, Bragger U, Lang NP. Patterns of periodontal destruction associated with incomplete root fractures. Dentomaxillofac Radiol .1977 : 26(6) : 321-6.

68) Lertchirakarn V, Palamara JE, Messer HH. Patterns of vertical root fracture : factors affecting stress distribution in the root canal. J Endod .2003 : 29(8) : 523-8.

69) Cohen S, Berman LH, Blanco L, Bakland L, Kim JS. A demographic analysis of vertical root fractures. J Endod.2006 : 32(12) : 1160-3.

70) Gher ME, Jr., Dunlap RM, Anderson MH, Kuhl LV .Clinical survey of fractured teeth. J Am Dent Assoc.1987 : 114(2) : 174-7.

71) Hannig C, Dullin C, Hulsmann M, Heidrich G. Three-dimensional, non-destructive visualization of vertical root fractures using flat panel volume detector computer tomography : an ex vivo in vitro case report. Int Endod J .2005 : 38(12) : 904-13.

72) Tamse A, Fuss Z, Lustig J, Ganor Y, Kaffe I . Radiographic features of vertically fractured, endodontically treated maxillary premolars. Oral Surg Oral Med Oral Pathol Oral Radiol Endod.1999 : 88(3) : 348-52.

73) Tamse A, Kaffe I, Lustig J, Ganor Y, Fuss Z . Radiographic features of vertically fractured endodontically treated mesial roots of mandibular molars. Oral Surg Oral Med Oral Pathol Oral Radiol Endod .2006 : 101(6) : 797-802.

74) Lustig JP, Tamse A, Fuss Z . Pattern of bone resorption in vertically fractured, endodontically treated teeth. Oral Surg Oral Med Oral Pathol Oral Radiol Endod .2000 : 90(2) : 224-7.

75) Burke FJ . Hemisection : a treatment option for the vertically split tooth. Dent Update.1992 : 19(1) : 8-12.

76) Kurtzman GM, Silverstein LH, Shatz PC. Hemisection as an alternative treatment for vertically fractured mandibular molars. Compend Contin Educ Dent.2006 : 27(2) : 126-9.

77) Okitsu M, Takahashi H, Yoshioka T, Iwasaki N, Suda H . Effective factors including periodontal ligament on vertical root fractures. Dent Mater J .2005：24(1)：66-9.

78) Trope M, Maltz DO, Tronstad L . Resistance to fracture of restored endodontically treated teeth. Endod Dent Traumatol.1985： 1(3)：108-11.

79) Cohen S, Blanco L, Berman L . Vertical root fractures：clinical and radiographic diagnosis. J Am Dent Assoc.2003：134(4)：434-41.

80) Kishen A, Kumar GV, Chen NN . Stress-strain response in human dentine：rethinking fracture predilection in postcore restored teeth. Dent Traumatol.2004：20(2)：90-100.

81) Zamin, C. Silva-Sousa, Y. T.Souza-Gabriel, A. E. Messias, D. F.Sousa-Neto, M. D.Fracture susceptibility of endodontically treated teeth Dent Traumatol：2012：28：4：282-6.

82) Yoldas, O. Yilmaz, S. Atakan, G. Kuden, C. Kasan, Z. Dentinal microcrack formation during root canal preparations by different NiTi rotary instruments and the self-adjusting file. J Endod：2013：38：2：232-5.

83) Doyon GE, Dumsha T, von Fraunhofer JA . Fracture resistance of human root dentin exposed to intracanal calcium hydroxide. J Endod .2005：31(12)：895-7.

84) Andreasen JO1, Farik B, Munksgaard EC.Long-term calcium hydroxide as a root canal dressing may increase risk of root fracture.Dent Traumatol：2002；18(3)：134-7.

85) Harvey TE, White JT, Leeb IJ.Lateral condensation stress in root canals. J Endod：1981：7(4)： 151-55.

86) Holcomb JQ, Pitts DL, Nicholls JI . Further investigation of spreader loads required to cause vertical root fracture during lateral condensation. J Endod：1987：13(6)：277-84.

87) Sorensen JA, Engelman MJ. Ferrule design and fracture resistance of endodontically treated teeth. J Prosthet Dent.1990：63(5)：529-36.

88) Fernandes AS, Shetty S, Coutinho I . Factors determining post selection：a literature review.J Prosthet Dent .2003：90(6)：556-62.

89) Tan PL, Aquilino SA, Gratton DG, Stanford CM, Tan SC, Johnson WT, Dawson D. In vitro fracture resistance of endodontically treated central incisors with varying ferrule heights and configurations. J Prosthet Dent .2005：93(4)：331-6.

参考文献 第3章

1) Textbook and Color Atlas of Traumatic Injuries to the Teeth, 4th Edition Andreasen JO, Andreasen FM, Andersson L, 2007, Wiley-Blackwell.

2) Andreasen JO. Etiology and pathogenesis of traumatic dental injuries A clinical study of 1,298 cases. European Journal of Oral Sciences 1970; 78: 329-342.

3) Andreasen JO, Ravn JJ. Epidemiology of tramatic dental injuries to primary and permanent teeth in a Danish population sample. Int J Oral Surg 1972;1:235-39.

4) Hedegard B, Stalhane I. A study of traumatized permanent teeth in children aged 7-15 years. Part I. Swed Dent J 1973;66:431-50.

5) Ravn JJ. Dental injuries in Copenhagen school children, school years 1967-1972. Community Dent Oral Epidemiol 1974;2:231-45.

6) Rauschenberger CR, Hovland EJ. Clinical management of crown fractures. Dent Clin N Amer 1995;39:25-51.

7) http://www.dentaltraumaguide.org/

8) Stalhane I, Hedegard B. Traumatized permanent teeth in children aged 7-15 years. Part II. Swed Dent J 1975;68:157-69.

9) Ravn JJ. Follow-up study of permanent incisors with enamel cracks as a result of an acute trauma. Scand J Dent Res 1981;89:117-23.

10) Robertson A. A retrospective evaluation of patients with uncomplicated crown fractures and luxation injuries. Endod Dent Traumatol 1998;14:245-56.

11) Mjör IA, Tronstad L. The healing of experimentally induced pulpitis. Oral Surg Oral Med Oral Pathol 1974;38:115-21.

12) Warfvinge J, Bergenholtz G. Healing capacity of human and monkey dental pulps following experimentally induced pulpitis. Endod Dent Traumatol 1986;2:256-62135.

13) Bergenholtz G. Relationship between bacterial contamination of dentin and restorative success. In: Rowe NH. ed. Proceedings of symposium: Dental pulp - reactions of restorative materials in presence or absence of infection. Michigan: University of Michigan, School of Dentistry, 1982.

14) Andreasen FM, Noren JG, Andreasen JO, Engelhardtsen S, Lindh-Stromberg U. Long-term survival of fragment bonding in the treatment of fractured crowns: a multicenter clinical study. Quintessence Int. 1995;26(10):669-81.

15) Mitchem JC, Terkla LG, Gronas DG. Bonding of resin dentin adhesives under simulated physiological conditions. Dent Mater 1988;4:351-3.

16) Bullard RH, Leinfelder KF, Russell CM. Effect of coefficient of thermal expansion on microleakage. J Am Dent Assoc 1988;116:871-4.

17) Felton DA, Cox CF, Odom M, Kanoy BE. Pulpal response to chemically cured and experimental light-cured glass ionomer cavity liners. J Prosthet Dent 1991;65:704-12.

18) Heys RJ, Fitzgerald M, Heys DR, Charbeneau GT. An evaluation of a glass ionomer luting agent: pulpal histologic response. J Am Dent Assoc 1987;114:607-11.

19) Mjör IA, Nordahl I, Tronstad L. Glass ionomer cements and the dental pulp. Endod Dent Traumatol 1991 ; 7 : 59-64.

20) Zadik D, Chosack A, Eidelman E. The prognosis of traumatized permanent anterior teeth with fracture of the enamel and dentin. Oral Surg Oral Med Oral Pathol 1979 ; 47 : 173-5.

21) Ravn JJ. Follow-up study of permanent incisors with enamel-dentin fractures after acute trauma. Scand J Dent Res 1981 ; 89 : 355-65.

22) Robertson A . A retrospective evaluation of patients with uncomplicated crown fractures and luxation injuries. Endod Dent Traumatol 1998 ; 14 : 245-56.

23) Robertson A, Andreasen FM, Andreasen JO, Noren JG. Long-term prognosis of crown-fractured permanent incisors. The effect of stage of root development and associated luxation injury. Int J Paed Dent 2000 ; 10 : 191- 9.

24) Orban B. Oral histology and embryology . 3rd Edition. St. Louis : CV Mosby Company, 1953 : 124.

25) Garberoglio R, Brannstrom M. Scanning electron microscopic investigation of human dentinal tubules. Arch Oral Biol 1976 ; 21 : 355-62.

26) Lundy T, Stanley HR. Correlation of pulpal histopathology and clinical symptoms in human teeth subjected to experimental irritation. Oral Surg Oral Med Oral Pathol 1969 ; 27 : 187-201.

27) Nagaoka S, Miyazaki Y, Liu HJ, Iwamoto Y, Kitano M, Kawagoe M. Bacterial Invasion into Dentinal Tubules of Human Vital and Nonvital Teeth. J Endod 1995; 21(2):7-3.

28) Coffey CT, Ingram MJ, Bjorndal AM. Analysis of human dentinal fluid. Oral Surg Oral Med Oral Pathol 1970 : 30 : 835-837.

29) Knutsson G, Jontell M, Bergenholtz G. Determination of plasma proteins in dentinal fluid from cavities prepared in healthy young human teeth. Arch Oral Biol 1994; 39 : 185-190.

30) Ackermans F, Klein JP, Frank RM. Ultrastructural localization of immunoglobulins in carious human dentine. Arch Oral Biol. 1981 ; 26(11) : 879-86.

31) Okamura K, Maeda M, Nishikawa T, Tsutsui M. Dentinal response against carious invasion : localization of antibodies in odontoblastic body and process. J Dent Res 1980 ; 59(8) : 1368-73.

32) Okamura K, Tsubakimoto K, Uobe K, Nishida K, Tsutsui M. Serum proteins and secretory component in human carious dentin. J Dent Res. 1979 ; 58(3) : 1127-23.

33) Cox CF, Bergenholtz G, Heys DR, Syed SA, Fitzgerald M, Heys RJ. Pulp capping of dental pulp mechanically exposed to oral microflora : a 1-2 year observation of wound healing in the monkey. J Oral Pathol 1985 ; 14 : 156-68.

34) Cox CF, Subay RK, Ostro E, Suzuki S, Suzuki SH. Tunnel defects in dentin bridges : their formation following direct pulp capping. Oper Dent 1996 ; 21 : 4- 11.

35) Mccomb D . Comparison of physical properties of commercial calcium hydroxide lining cements. J Am Dent Assoc 1983 ; 107 : 610-13.

36) Hwas M, Sandrick JL. Acid and water solubility and strength of calcium hydroxide bases. J Am Dent Assoc 1984 ; 108 : 46-8.

37) Cvek M. A clinical report on partial pulpotomy and capping with calcium hydroxide in permanent incisors with complicated crown fracture. J Endod 1978 ; 4 : 232-7.

38) Cvek M, Cleaton-Jones PF, Austin JC, Andreasen JO. Pulp reactions to exposure after experimental crown fractures or grinding in adult monkeys J Endod 1982; 8(9): 391-397.

39) MALONE AJ, MASSLER M. Fractured anterior teeth - diagnosis, treatment and prognosis. Dent Dig 1952 ; 58 : 442-7.

40) Mejare I, Hasselgren G, Hammarstrom LE. Effect of formaldehyde-containing drugs on human dental pulp evaluated by enzyme histochemical technique. Scand J Dent Res 1976 ; 84 : 29-36.

41) Schroder U, Granath L-E . Early reaction of intact human teeth to calcium hydroxide following experimental pulpotomy and its significance to the development of hard-tissue barrier. Odont Revy 1971 ; 22 : 379-96.

42) Schroder U. Reaction of human dental pulp to experimental pulpotomy and capping with calcium hydroxide. Odont Revy 1973 ; 24 : (Suppl 25) : 1-97.

43) Cvek M, Granath L, Cleaton-Jones P, Austin J. Hard tissue barrier formation in pulpotomized monkey teeth capped with cyanoacrylate or calcium hydroxide for 10 and 60 minutes. J Dent Res 1987 ; 66 : 1166-74.

44) Tronstad L, Mjor IA. Capping of the inflamed pulp. Oral Surg Oral Med Oral Pathol 1972 ; 34 : 477-85.

45) Patterson SS. Pulp calcification due to operative procedures - pulpotomy. Int Dent J 1967 ; 17 : 490-505.

46) Brannstrom M, Nyborg H, Stromberg T. Experiments with pulp capping. Oral Surg Oral Med Oral Pathol 1979 ; 48 : 347-52.

47) Schroder U. Effect of extra-pulpal blood clot on healing following experimental pulpotomy and capping with calcium hydroxide. Odont Revy 1973 ; 24 : 257-68.

48) Cabrini Rl, Maisto OA, Manfredi EE. Internal resorption of dentine. Histopathologic control of eight cases after pulp amputation and capping with calcium hydroxide. Oral Surg Oral Med Oral Pathol 1957 ; 10 : 90-6.

49) James VE, Englander HR, Massler M. Histologic response of amputated pulps to calcium compounds and antibiotics. Oral Surg Oral Med Oral Pathol 1957 ; 10 : 975-86.

50) Masterton JB. Internal resorption of dentine. A complication arising from unhealed pulp wounds. Br Dent J 1965 ; 118 : 241-9.

51) Schroder U, Granath L-E. On internal dentin resorption in deciduous molars treated by pulpotomy and capped with calcium hydroxide. Odont Revy 1971 ; 22 : 179-88.

52) Cvek M. Results after partial pulpotomy in crown fractured teeth 3-15 years after treatment. Acta Stomatol Croat 1993 ; 27 : 167-73.

53) Fuks A, Chosak A, Klein H, Eidelman E. Partial pulpotomy as a treatment alternative for exposed pulps in crown fractured permanent incisors. Endod Dent Traumatol 1987 ; 3 : 100-2.

54) Cvek M, Lundberg M. Histological appearance of pulps after exposure by a crown fracture, partial pulpotomy and clinical diagnosis of healing. J Endod 1983 ; 9 : 8-11.

55) Mesić-Par N, Pećina-Hrncević A, Stipetić S. Clinical and histological examination of young permanent teeth after vital amputation of the pulp. Acta Stomatol Croat 1990 ; 24 : 253-62.

56) Cox CF, Keall HJ, Ostro E, Bergenholtz G. Biocompatibility of surface-sealed dental materials against exposed pulps. Prosthet Dent 1987 ; 57 : 1-8.

57) Bergenholtz G, Cox CF, Loeshe WJ, Syed SA . Bacterial leakage around dental restorations : its effect on the dental pulp. J Oral Pathol 1982 ; 11 : 439-50.

58) Bergenholtz G. Bacterial leakage around dental restorations - impact on the pulp. In : Anusavice KJ. ed. Quality Evaluation of Dental Restorations, Lombard IL : Quintessence Publishing Co., 1989 : 243-54.

59) Pashley DH. Clinical considerations of microleakage. J Endod 1990 ; 16 : 70-7.

60) Schroder U, Granath L-E. Scanning electron microscopy of hard tissue barrier following experimental pulpotomy of intact human teeth and capping with calcium hydroxide. Odont Revy 1974 ; 25 : 57-67.

61) Ulmansky M, Sela J, Sela M. Scanning electron microscopy of calcium hydroxide induced bridges. J Oral Pathol 1972 ; 1 : 244-8.

62) Goldberg F, Nassone EJ, Spielberg C. Evaluation of the dentinal bridge after pulpotomy and calcium hydroxide dressing. J Endod 1984 ; 10 : 318-20 28-35.

63) Torabinejad M, Hong CU, Pitt Ford TR, Kettering JD. Cytotoxicity of four root end filling materials. J Endod 1995 ; 21 : 489-92.

64) Kettering JD, Torabinejad M. Investigation of mutagenicity of mineral trioxide aggregate and other commonly used root end filling materials. J Endod 1995 ; 21 : 537-9.

65) Koh ET, Torabinejad M, Pitt Ford TR, Brady K, Mcdonald F. Mineral Trioxide Aggregate stimulates a biological response in human osteoblasts. J Biomed Mater Res 1997 ; 37 : 432-9.

66) Torabinejad M, Pitt Ford TR, Mckendry DJ, Abedi HR, Miller DA, Kariyawasam SP. Histologic assessment of mineral trioxide aggregate as a root-end filling material in monkeys. J Endod 1997 ; 23 : 225-8.

67) Pitt Ford TR, Torabinejad M, Abedi HR, Bakland LK. Using mineral trioxide aggregate as a pulp-capping material. J Am Dent Assoc 1996 ; 127 : 1491- 4.

68) Koh ET, Mcdonald R, Pitt Ford TR, Torabinejad M. Cellular response to mineral trioxide aggregate. J Endod 1998 ; 24 : 543-7.

69) Mitchell PJ, Pitt Ford TR, Torabinejad M, Mcdonald F. Osteoblast biocompatibility of mineral trioxide aggregate. Biomaterials 1999 ; 20 : 167-73.

70) Keiser K, Johnson CC, Tipton DA. Cytotoxicity of mineral trioxide aggregate using human periodontal ligament fibroblasts. J Endod 2000 ; 26 : 288-91.

71) Torabinejad M, Higa RK, Mckendry DJ, Pitt Ford TR. Dye leakage of four root-end filling materials : Effects of blood contamination. J Endod 1994 ; 20 : 159- 63.

72) Torabinejad M, Watson TF, Pitt Ford TR. Sealing ability of a mineral trioxide aggregate when used as a root end filling material. J Endod. 1993 ; 19(12) : 591-5.

73) Dreger LA, Felippe WT, Reyes-Carmona JF, Felippe GS, Bortoluzzi EA, Felippe MC. Mineral trioxide aggregate and Portland cement promote biomineralization in vivo. J Endod 2012 ; 38(3) : 324-9.

74) Reyes-Carmona JF, Felippe MS, Felippe WT. Biomineralization ability and interaction of mineral trioxide aggregate and white portland cement with dentin in a phosphate-containing fluid. J Endod. 2009 ; 35(5) : 731-6.

75) Faraco IM Jr, Holland R. Response of the pulp of dogs to capping with Mineral Trioxide Aggregate or a calcium hydroxide cement. Dent Traumatol 2001 ; 17 : 163-6.

76) Seltzer S, Bender IB. The dental pulp. Biologic considerations in dental procedures. 3rd edn. Philadelphia : JB Lippincott Co, 1984 : 356.

77) Rud J, Omnell K-AA. Root fractures due to corrosion. Diagnostic aspect. Scand J Dent Res 1970 ; 78 : 397-403.

78) Snyder DE. The cracked tooth syndrome and fractured posterior cusp. Oral Surg Oral Med Oral Pathol 1976 ; 41 : 698-704.

79) Hiatt WH. Incomplete crown-root fracture in pulpal-periodontal disease. J Periodontol 1973 ; 44 : 369-79.

80) Clyde JS. Transverse-oblique fractures of the crown with extension below the epithelial attachment. Br Dent J 1965 ; 119 : 402-6.

81) Langdon JD. Treatment of oblique fractures of incisors involving the epithelial attachment. A case report. Br Dent J 1968 ; 125 : 72-4.

82) Feldman G, Solomon C, Notaro PJ. Endodontic management of traumatized teeth. Oral Surg Oral Med Oral Pathol 1966 ; 21 : 100-12.

83) Natkin E. Diagnosis and treatment of traumatic injuries and their sequelae. In : Ingle Jl. ed. Endodontics. Philadelphia : Lea & Febiger, 1965 ; 566-611.

84) Heithersay GS. Combined endodontic-orthodontic treatment of transverse root fractures in the region of the alveolar crest. Oral Surg Oral Pathol 1973 ; 36 : 404-15.

85) Wolfson EM, Seiden L. Combined endodontic orthodontic treatment of subgingivally fractured teeth. J Canad Dent Assoc 1975 ; 11 : 621-4.

86) Ingber JS. Forced eruption Part II. A method of treating nonrestorable teeth - periodontal and restorative considerations. J Perodontol 1976 ; 47 : 203-16.

87) Delivanis P, Delivanis H, Kuftinec MM. Endodonticorthodontic management of fractured anterior teeth. J Am Dent Assoc 1978 ; 97 : 483-5.

88) Simon JHS, Kelly WH, Gordon DG, Ericksen GW. Extrusion of endodontically treated teeth. J Am Dent Assoc 1978 ; 97 : 17-23.

89) Bielak S, Bimstein E, Eidelman E. Forced eruption : the treatment of choice for subgingivally fractured permanent incisors. ASDC J Dent Child 1982 ; 49 : 186-90.

90) Lemon RR . Simplified esthetic root extrusion techniques. Oral Surg Oral Med Oral Pathol 1982 ; 54 : 93-9.

91) Cooke MS, Scheer B. Extrusion of fractured teeth. The evolution of practical clinical techniques. Brit Dent J 1980 ; 149 : 50-7.

92) Mandel RC, Binzer WC, Withers JA. Forced eruption in restoring severely fractured teeth using removable orthodontic appliances. J Prosth Dent 1982 ; 47 : 269-74.

93) Feiglin B. Problems with the endodontic-orthodontic management of fractured teeth. Int Endod J 1986 ; 19 : 57-63.

94) Ingber JS. Forced eruption : alteration of soft tissue cosmetic deformities. Int J Periodont Rest Dent 1989 ; 9 : 417-25.

95) Tegsjo U, Valerius-Olsson H, Olgart K. Intra - alveolar transplantation of teeth with cervical root fractures. Swed Dent J 1978 ; 2 : 73-82.

96) Tegsjo U, Valerius-Olsson H, Frykholm H, Olgart K. Clinical evaluation of intra-alveolar transplantation of teeth with cervical root fractures. Swed Dent J 1987 ; 11 : 235-50.

97) Kahnberg K-E, Warfvinge J, Birgersson B. Intraalveolar transplantation (I). The use of au-

tologous bone transplants in the periapical region. Int J Oral Surg 1982 ; 11 : 372-9.

98) Kahnberg K-E. Intraalveolar transplantation of teeth with crown-root fractures. J Oral Surg 1985 ; 43 : 38-42.

99) Kahnberg K-E. Surgical extrusion of root-fractured teeth - a follow-up study of two surgical methods. Endod Dent Traumatol 1988 ; 4 : 85-9.

100) Warfvinge J, Kahnberg K-E. Intraalveolar transplantation of teeth. IV. Endodontic considerations. Swed Dent J 1989 ; 13 : 229-33.

101) Buhler H. Intraalveolaere Transplantation von Einzelwurzeln. Quintessence Int 1987;38:1963-70.

102) Kahnberg K-E. Intra-alveolar transplantation. I. A 10-year follow-up of a method for surgical extrusion of root fractured teeth. Swed Dent J 1996 ; 20 : 165-72.

103) Wang Z, Heffernan M, Vann WF Jr. Management of a complicated crown-root fracture in a young permanent incisor using intentional replantation. Dent Traumatol 2008 ; 24 : 100-3.

104) Mackie JC, Quayle AA. Alternative management of a crown-root fractured tooth in a child. Br Dent J 1992 ; 173 : 60-2.

105) Rodd HD, Davidson LE, Livesey S, Cooke ME. Survival of intentionally retained permanent incisor roots following crown-root fractures in children. Dent Traumatol 2002 ; 18 : 92-97.

106) Majorana A, Pasini S, Bardellini E, Keller E. Clinical and epidemiological study of traumatic root fractures. Dent Traumatol 2002 ; 18: 77-80.

107) Borum MK, Andreasen JO. Therapeutic and economic implications of traumatic dental injuries in Denmark ; an estimate based on 7549 patients treated at a major trauma centre. Int J Paediatr Dent 2001 ; 11 : 116-28.

108) Hardwick JL, Newman PA. Some observations on the incidence and emergency treatment of fractured permanent anterior teeth of children. J Dent Res 1954 ; 33 : 730.

109) Down CH. The treatment of permanent incisor teeth of children following traumatic injury. Aust Dent J 1957 ; 2 : 9-24.

110) Gelbier S. Injured anterior teeth in children. A preliminary discussion. Br Dent J 1967 ; 123 : 331-5.

111) Magnusson B, Holm A-K. Traumatised permanent teeth in children - a follow-up. I. Pulpal complications and root resorption. Svensk Tandlakars Tidning 1969 ; 62 : 61-70.

112) Birch R, Rock WP. The incidence of complications following root fracture in permanent anterior teeth. Br Dent J 1986 ; 160 : 119-22.

113) Yates JA. Root fractures in permanent teeth: a clinical review. Int Endodont J 1992;25:150-7.

114) Andreasen JO, Hjorting-Hansen E. Intraalveolar root fractures : radiographic and histologic study of 50 cases. J Oral Surg 1967 ; 25 : 414-26.

115) Andreasen FM, Andreasen JO, Bayer T. Prognosis of root-fractured permanent incisors - prediction of healing modalities. Endod Dent Traumatol 1989 ; 5 : 11-22.

116) Andreasen JO, Andreasen FM, Mejare I, Cvek M. Healing of 400 intra-alveolar fractures. 2. Effect of treatment factors, such as treatment delay, repositioning, splinting type and period and antibiotics. Dent Traumatol 2004 ; 20 : 203-11.

117) Hammer H. Die Heilungsvorgange bei Wurzelbrucken. Dtsch Zahn Mund Kieferheilk 1939 ; 6 : 297- 317.

118) Andreasen FM, Andreasen JO. Resorption and mineralization processes following root fracture of permanent incisors. Endod Dent Traumatol 1988 ; 4 : 202- 14.

119) Andreasen FM. Pulpal healing after luxation injuries and root fracture in the permanent dentition. Endod Dent Traumatol 1989 ; 5 : 111- 31.

120) Engelhardt H-G, Hammer H. Pathologie und Therapie der Zahnwurzelfrakturen. Dtsch Zahnarztl Z 1959 ; 14 : 1278- 89.

121) Blackwood HJJ. Metaplasia or repair of the dental pulp as a response to injury. Br Dent J 1957 ; 102 : 87- 92.

122) Arwill T. Histopathologic studies of traumatized teeth. Odontologisk Tidsskrift 1962 ; 70 : 91- 117.

123) Brauer JC. Treatment and restoration of fractured permanent anterior teeth. J Am Dent Assoc 1936 ; 23 : 2323- 36.

124) Pritchard GB. The reparative action of the dental tissues following severe injury. Br Dent J 1933 ; 54 : 517- 25.

125) Michanowicz AE, Michanowicz JP, Abou-Rass M. Cementogenic repair of root fractures. J Am Dent Assoc 1971 ; 82 : 569- 79.

126) Jin H, Thomas HF, Chen J. Wound healing and revascularization. a histologic observation of experimental tooth root fracture. Oral Surg Oral Med Oral Pathol Oral Radiol Endod 1996 ; 81 : 26- 30.

127) Bennett DT. Repair following root fracture. Br Dent J 1959 ; 107 : 217- 20.

128) Boulger EP . Histologic studies of a specimen of fractured roots. J Am Dent Assoc 1928 ; 15 : 1778- 89.

129) Poi WR, Manfrin TM, Holland R, Sonoda CK. Repair characteristics of horizontal root fracture : a case report. Dent Traumatol 2002 ; 18 : 98-102.

130) Pritchard GB. The reparative action of the dental tissues following severe injury. Br Dent J 1933 ; 54 : 517- 25.

131) Manley EB, Marsland EA. Tissue response following tooth fracture. Br Dent J 1952 ; 93 : 199- 203.

132) Tziafas D, Margeles I. Repair of entreated root fracture : a case report. Endod Dent Traumatol 1993 ; 9 : 40- 3.

133) Pindborg JJ. Clinical, radiographic and histological aspects of intraalveolar fractures of upper central incisors. Acta Odontol Scand 19.

134) Tullin B. Three cases of root fractures. Odontol Rev 1968 ; 19 : 31- 43.

135) Miles AE. Resolution of the pulp following severe injury. Br Dent J 1947 ; 82 : 187- 9.

136) Jacobsen I, Kerekes K. Diagnosis and treatment of pulp necrosis in permanent anterior teeth with root fracture. Scand J Dent Res 1980 ; 80 : 370- 6.

137) Hovland EJ. Horizontal root fractures. Treatment and repair. Dent Clin North Am 1992 ; 36 : 509- 25.

138) Feiglin B. Clinical management of transverse root fractures. Dent Clin North Am 1995 ; 39 : 53- 78.

139) Andreasen JO. Treatment of fractured and avulsed teeth. ASDC J Dent Child 1971；38：29-48.

140) Cvek M, Mejare I, Andreasen JO. Healing and prognosis of teeth with intra-alveolar fractures involving the cervical part of the root. Dent Traumatol 2002；18：57-65.

141) Louis I. Grossman. Origin of microorganisms in traumatized, pulpless, sound teeth. J Endod 1982; 8：S16-S17.

142) Gier RE, Mitchell DF. Anachoretic effect of pulpitis. J Dent Res. 1968；47(4)：564-70.

143) Robinson HBG, Boling LR. The anachoretic effect in pulpitis. Bacteriologic studies. J Am Dent Assoc 1941；28：268-82.

144) Delivanis PD, Fan VS. The Localization of Blood-borne Bacteria in Instrumented Unfilled and Overinstrumented Canals. J Endod 1984 ;10(11)521-4.

145) Tronstad L, Langeland K. Effect of attrition on subjacent dentin and pulp. J Dent Res. 1971；50(1)：1-30.

146) Love RM. Bacterial penetration of the root canal of intact incisor teeth after a simulated traumatic injury. Endod Dent Traumatol. 1996；12(6)：289-93.

147) Love RM, Jenkinson HF. Invasion of dentinal tubules by oral bacteria. Crit Rev Oral Biol Med. 2002；13(2)：171-83.

148) Johnson DL, Kelly JF, Flinton RJ, Cornell MT. Histologic evaluation of vital root retention. J Oral Surg 1974；32：829-33.

149) Whitaker DD, Shankle RJ. A study of the histologic reaction of submerged root segments. Oral Surg Oral Med Oral Pathol 1974；37：919-35.

150) Cook RT, Hutchens LH, Burkes EJ JR. Periodontal osseous defects associated with vitally submerged roots. J Periodontol 1977；48：249-60.

151) Austin LT. A review of forty cases of retained fractured roots of anterior teeth. J Am Dent Assoc 1930；17：1930-2.

152) Majorana A, Pasini S, Bardellini E, Keller E. Clinical and epidemiological study of traumatic root fractures. Dent Traumatol 2002；18(2)：77-80.

153) Andreasen JO, Andreasen FM, Mejare I, Cvek M. Healing of 400 intra-alveolar fractures. 1. Effect of preinjury and injury factors such as sex, age, stage of root development, fracture type, location of fracture and severity of dislocation. Dent Traumatol 2004；20：192-202.

154) Caliskan MK, Pehlivan Y. Prognosis of root-fractured permanent incisors. Endod Dent Traumatol 1996；12：129-36.

155) Cvek M, Andreasen JO, Borum MK. Healing of 208 intraalveolar root fractures in patients aged 7-17 years. Dent Traumatol 2001; 17：53-6.

あとがき

　歯牙破折について系統だった学習をする機会がない、書籍が少ない等のご意見を頻繁にいただいていた折に、デンタルダイヤモンド社の池田氏よりこのような書籍を出版したいとのお話を頂いた。執筆にあたり北米の専門医教育の中で得た知識と、現在日本で行われている歯牙破折に関わる研究や臨床を比較するために、日本の書籍や科学雑誌に広く目を通して驚きを感じた。それは先進国日本において破折歯に対する民間療法的な処置が堂々と行われており、しかも個々の臨床家だけでなく大学をベースにした講座においてさえも、この領域で行われている実験的な治療に対する慎重さや、科学的な考察が十分でないことに違和感を持ったからである。専門医制度や教育のある、我が国以外の先進諸国の教育方法や新しい治療法に対する検証の仕方には大きな違いが存在する事は確かであろう。研究者と臨床家の間にある「問題意識や処置の選択に対する合理性の認識の違い」が大きい事が原因であることは明白である。この書籍が「歯牙破折」に関わる問題だけでなく、人間の体を扱う医療に対する「医療人としての今後の取り組み方」について、ほんの少しでも問題提起になれば幸いである。

　最後にこの本の出版にご尽力いただいたデンタルダイヤモンド社の池田氏、共同執筆者の尾上先生、清水先生、李先生には心より感謝の意を表し、本書籍のあとがきとさせていただく。

歯内療法専門医
石井　宏

著者略歴

石井 宏

経歴
1993年 神奈川歯科大学歯学部卒業
2006年 ペンシルバニア大学歯内療法学科大学院卒業
現在 東京都港区 歯内療法専門医院開業
ペンシルバニア大学歯内療法学科非常勤講師
藤本研修会 歯内療法分野 講師

所属学会・スタディーグループ
JEA（日本歯内療法学会）専門医
AAE（米国歯内療法学会）Specialist member
PENN ENDO STUDY CLUB IN JAPAN 主宰
石井歯内療法研修会 主宰

尾上正治

経歴
1994年 神奈川歯科大学卒業
2000年 東京都渋谷区 おのえ歯科医院 開業
現在に至る

所属学会・スタディーグループ
JEA（日本歯内療法学会）会員
AAE（米国歯内療法学会）会員
PENN ENDO STUDY CLUB IN JAPAN 共同設立者

清水花織

経歴
2005年 慶應義塾大学総合政策学部卒業
2005年 東京医科歯科大学歯学部学士編入学
2009年 東京医科歯科大学歯学部卒業
現在 神奈川県藤沢市 清水歯科藤沢院 勤務

所属学会・スタディーグループ
JEA（日本歯内療法学会）会員
AAE（米国歯内療法学会）会員
PENN ENDO STUDY CLUB IN JAPAN 認定医

李 光純

経歴
2000年 日本大学松戸歯学部卒業
2004年 同 大学院修了
2010年4月 東京都港区 LEE'S DENTAL CLINIC開業
2015年1月 東京都中央区 LEE'S DENTAL CLINIC移転
現在に至る

所属学会・スタディーグループ
JEA（日本歯内療法学会）会員
AAE（米国歯内療法学会）会員
PENN ENDO STUDY CLUB IN JAPAN 認定医
日本口腔顎顔面痛学会 会員

世界の標準的なガイドラインと歯内療法専門医の臨床から学ぶ

歯牙破折の分類・診査・診断・マネージメント

発行日　2015年6月1日　第1版第1刷
著　者　石井 宏　尾上正治　清水花織　李 光純
発行人　湯山幸寿
発行所　株式会社デンタルダイヤモンド社
　　　　〒113-0033 東京都文京区本郷3-2-15 新興ビル
　　　　TEL.03-6801-5810（代）
　　　　http://www.dental-diamond.co.jp/
　　　　振替口座＝00160-3-10768
印刷所　共立印刷株式会社

©DENTAL DIAMOND CO. 2015 Printed in Japan
落丁、乱丁本はお取り替えいたします

●本書の複製権・翻訳権・上映権・譲渡権・公衆送信権（送信可能化権を含む）は㈱デンタルダイヤモンド社が保有します。
●JCOPY〈(社)出版者著作権管理機構 委託出版物〉
本書の無断複写は著作権法上での例外を除き禁じられています。複写される場合は、そのつど事前に(社)出版者著作権管理機構
（TEL：03-3513-6969、FAX：03-3513-6979、e-mail：info@jcopy.or.jp）の許諾を得てください。